Carl-Auer

Für meinen Mann José Luis und
meine drei Töchter Carolina, Claudia und Cristina.
Sie inspirieren und inspirierten mich!

Monika Baumann

Brainspotting

Belastungen verarbeiten – Selbstheilungskräfte unterstützen mit Kindern, Jugendlichen und jüngeren inneren Anteilen

Mit einem Vorwort von Martha S. Jacobi
und einem Beitrag von David Grand

2023

Themenreihe »Reden reicht nicht!?«
hrsg. von Michael Bohne, Gunther Schmidt, Bernhard Trenkle
Reihengestaltung: Uwe Göbel
Umschlaggestaltung: B. Charlotte Ulrich
Umschlagfoto: © Ulla Hasen • www.instagram.com/ulla_hasen_wien
Redaktion: Sabine Ebersberger, Veronika Licher
Satz: Drißner-Design u. DTP, Meßstetten
Printed in Germany
Druck und Bindung: CPI books GmbH, Leck

MIX
Papier | Fördert gute Waldnutzung
FSC® C083411
FSC www.fsc.org

CPI klimaneutral
Mehr Bäume. Weniger CO_2

Erste Auflage, 2023
ISBN 978-3-8497-0476-6 (Printausgabe)
ISBN 978-3-8497-8459-1 (ePUB)

Bibliografische Information der Deutschen Nationalbibliothek:
Die Deutsche Nationalbibliothek verzeichnet diese Publikation
in der Deutschen Nationalbibliografie; detaillierte bibliografische
Daten sind im Internet über http://dnb.d-nb.de abrufbar.

Informationen zu unserem gesamten Programm, unseren Autoren
und zum Verlag finden Sie unter: **https://www.carl-auer.de/**
Dort können Sie auch unseren Newsletter abonnieren.

Carl-Auer Verlag GmbH
Vangerowstraße 14 • 69115 Heidelberg
Tel. +49 6221 6438-0 • Fax +49 6221 6438-22
info@carl-auer.de

Inhalt

Vorwort

Als ich Anfang Oktober 2014 den Anruf von David Grand entgegennahm, ahnte ich nicht, dass mein »Ja« zu seiner Bitte, mein Haus für ein Wochenende für eine Brainspotting-Trainerin in Ausbildung zu öffnen, mein Leben verändern und dazu beitragen würde, Kindern auf der ganzen Welt Brainspotting zugänglich zu machen. Monika Baumann reiste mit weniger als ein paar Tagen Vorlaufzeit aus Paraguay, dem Heimatland ihres Mannes, nach New York, um zu lernen, wie man Brainspotting anderen beibringen kann.

Zwei Tage lang saßen meine Kollegen und ich in Davids Büro in Manhattan und sprachen stundenlang über Brainspotting. Monika und ich setzten diese Gespräche auf unseren U-Bahn-Fahrten in und aus Queens, bei Kaffee, Frühstück und Abendessen und bis spät in die Nacht fort. Wir entdeckten Parallelen in unserem Berufsleben und entwickelten eine tiefe Freundschaft sowie eine Kollegialität, sodass wir uns heute nicht immer daran erinnern können, welche Ideen von wem stammten. Seitdem haben wir gemeinsam, persönlich oder online, in Brasilien, Paraguay, Österreich, den Niederlanden und den Vereinigten Staaten unterrichtet und mehrere Artikel und Kapitel über Brainspotting mit Kindern und Jugendlichen verfasst. Wir konnten Klinikern auf der ganzen Welt Beratungen und Tutorials zur Anwendung von Brainspotting mit Kindern zur Verfügung stellen, da internetbasierte Videoanrufe inzwischen zugänglich, einigermaßen zuverlässig und erschwinglich geworden sind, selbst in Gebieten, die früher als zu abgelegen galten.

In diesem Buch werden Sie durch Monikas Augen und aus ihrer umfangreichen Praxiserfahrung heraus von unserer Reise lesen, die sich über zwei Kontinente, drei Sprachen und mehr als zwei Jahrzehnte engagierter Arbeit mit Kindern erstreckt. Sie erfahren auch, wie Monika die Teilearbeit bei Kindern sowie bei Erwachsenen weiterentwickelte, indem sie mehrere Brainspotting-Anleitungen konzipierte, die mit Klienten über das gesamte Altersspektrum hinweg und unabhängig von der Entwicklungsstufe effektiv eingesetzt werden können. Von ihrer Privatpraxis in Wien, Österreich, bis hin zu ihrer ehrenamtlichen Arbeit mit obdachlosen und verwaisten Kindern in Paraguay wird dieses Buch die transformative Kraft von Brainspotting beschreiben, die Regeneration für die zutiefst verwundeten jungen Menschen bringt. Zahlreiche Fallbeispiele, von der jugendlichen Profi-Schlittschuhläuferin, in deren Therapiesitzung David Grand das Brainspotting entdeckte, bis hin zu den Jüngsten und sogar Säuglingen, zeigen die Breite der möglichen Brainspotting-Anwendung und veranschaulichen die neurowissenschaftlichen und entwicklungspsychologischen Theorien.

Monika Baumann bringt in dieses Buch eine Fülle von Wissen und Erfahrung in der Arbeit mit traumatisierten Kindern und ihren Familien ein. Ergänzend zu ihrer Ausbildung zur systemischen Neuropsychologin an der Universität Wien erhielt sie ein Stipendium für ein dreimonatiges Praktikum unter der Leitung von Dr. Jerilynn Radcliffe am Children's Hospital of Philadelphia (Pennsylvania, USA). Weiters studierte sie an der Lehranstalt für Systemische Familientherapie in Wien. Während sie ihre Praxis in Wien weiterführte, bekam Monika, ausgehend von diesem urbanen, vorstädtischen Erfahrungshintergrund, einen weiteren tiefen Einblick in die manchmal rauen Lebensbedingungen sowie in die kulturell unterschiedliche Herangehensweise bei der Einstimmung auf Herz- und Körperverbindung mit Kindern und Familien in Paraguay. Ihre anspruchsvolle Arbeit in Südamerika brachte Monika auf die Idee, mit kulturübergreifenden Metaphern und Tierarten die sogenannten CrocoDuck VariPets® zu entwickeln. Der spielerische Einsatz dieser pädagogischen Stofftiere, kombiniert mit ihrem Talent für das Geschichtenerzählen, wurde so zu einem weiteren projektiven therapeutischen Werkzeug in ihrer Arbeit mit Kindern. Dabei ist es mir wichtig, auch die Liebe und Unterstützung ihres Mannes Luis und ihrer drei Töchter Carolina, Claudia und Cristina zu erwähnen. Die CrocoDuck Varipets® sind eine Familienangelegenheit im Hause Baumann. Die Familie war in jedem Entwicklungsschritt involviert und half dabei, den Varipets® Leben einzuhauchen und sie Realität werden zu lassen. Die Stofftiere kommen nun in der Ausbildung von Brainspotting-Therapeuten auf der ganzen Welt zum Einsatz. Zukünftige Therapeuten lernen damit, Brainspotting mit Kindern anzuwenden, wobei ein besonderer Schwerpunkt auf Kliniker gelegt wird, die in von Armut betroffen Ländern arbeiten.

Die Fallbeispiele und Kommentare in diesem Buch werden Brainspotting-Anwender und alle, die mit Kindern arbeiten und leben, erfreuen, ermutigen und herausfordern, neue Wege zu finden, um den jungen Menschen zu helfen, sich von den Wunden zu erholen, die ihr Leben mit sich gebracht hat. In diesem Buch erwarten Sie Inspirationen, die Sie motivieren werden, Ihre Praxis mit Kreativität und Freude weiterzuentwickeln. Viel Spaß beim Lesen.

Danke, Monika, für die bisherige gemeinsame Reise! Wir folgen dem Schweif unserer kleinsten Kometen. Wer weiß, wohin die Zukunft führen wird …

Dr. Martha S. Jacobi
New York City, November 2020

Einleitung

»Wohin man schaut, beeinflusst, wie man sich fühlt!«[1]
David Grand

Wie alles begann …

Als David Grand, ein New Yorker Psychoanalytiker, an einem Aprilmorgen des Jahres 2003 in sein Büro ging, hatte er noch keine Ahnung, dass dieser Tag für sein Leben und das vieler anderer bahnbrechend sein würde. In seiner Praxis hatte er damals bereits eineinhalb Jahre mit einer jungen Sportlerin gearbeitet. Sie hatte eine traumatische Familiengeschichte und eine Blockade, den dreifachen Rittberger auf dem Eis zu springen. David Grand setzte damals verschiedene Techniken ein, die das visuelle Feld miteinbeziehen, darunter auch EMDR. Er hatte in dieser zukunftsweisenden Sitzung seinen Finger vor den Augen der Klientin hin- und herbewegt, bis diese plötzlich heftig blinzelten. Die unerwartete Reaktion ließ Davids Finger in der Bewegung innehalten. Die Klientin erzählte daraufhin viel traumatisches Material. Er kannte das Berichtete zwar teilweise, diesmal ging es allerdings um einiges tiefer als zuvor. Weiters kam in dieser Sitzung auch neues traumatisches Material zutage. Zunächst nahm er das nur für sich wahr, das Spannende war jedoch, dass die Eiskunstläuferin ihn am nächsten Tag anrief und begeistert berichtete: »David, ich weiß nicht, was gestern passiert ist, aber ich mache den Rittberger – immer und immer wieder!« Das bestätigte den aufmerksamen Therapeuten David Grand darin, dass er am Vortag etwas Besonderes entdeckt hatte.

Was David Grand intuitiv gemacht hatte, war, einen Punkt im visuellen Feld zu lokalisieren, an dem das Gegenüber eine reflektorische Reaktion zeigt. Dies erklärt *Brainspotting,* wie er seine Entdeckung später nannte, bereits in seiner Basis. Grand leitete damals eine Gruppe von Supervisor:innen, denen er von der Sitzung mit der Athletin erzählt und die er gebeten hatte, diese Handhabung auszuprobieren. Das taten sie und erlebten es ebenfalls als sehr kraftvolle Art des thera-

1 I. O.: »Where you look affects how you feel!« (Alle Übersetzungen, auch im Folgenden, von Monika Baumann.)

peutischen Arbeitens. So ist aus Grands erster Entdeckung relativ schnell eine wunderbare Methode gewachsen. Heute nimmt man zur Suche nach dem sogenannten *Brainspot* einen Zeigestab, den (aus dem Englischen übernommenen) *Pointer*, zu Hilfe. Mit diesem wird das visuelle Feld der Klient:innen langsam abgescannt. Der Punkt, an dem die belastende oder angenehme Reaktion auf das Thema am intensivsten ist oder an dem die Klient:innen arbeiten möchten, wird als Brainspot definiert.

In der Zwischenzeit haben sich viele weitere technische Zugänge innerhalb von Brainspotting entwickelt. Aber die Basis bleibt stets: ein Körpergefühl, eine Emotion und einen Blickpunkt miteinander zu verbinden, um etwas Unverarbeitetes so zu integrieren, dass dies nicht mehr oder nur noch in geringerem Ausmaß belastet. Das Gehirn bekommt die Möglichkeit dazuzulernen: »Wenn ich erneut hinschaue, passiert mir nichts.« Diese neue Erfahrung kann eine Blockade auflösen, eine Traumaintegration erlauben.

Brainspotting ist eine Technik, die in viele Gesundheitsberufe integriert werden kann. Psychotherapeut:innen, Psycholog:innen und Ärzt:innen wenden sie an, aber auch in anderen heilenden Berufsfeldern kommt die effektive Methode zum Einsatz. Detailinformationen, welche Berufsgruppen genau zugelassen sind, können über die jeweiligen Institutionen und ihre Länderwebseiten abgerufen werden.

Wie Brainspotting in mein Leben kam

Vor ein paar Jahren verbrachte ich einige Zeit mit meiner Familie in Paraguay. Ich half damals in einer kleinen Schule als »Psychologin für alles« aus. Eine Kollegin aus Wien kam zu Besuch, die ich in Bezug auf zwei »Sorgenkinder« um Rat bat. Sie meinte, für die beiden Betroffenen wäre wohl Brainspotting am besten. Ich fragte mich ernsthaft, ob ein Behandlungsverfahren mit einem »Stab« wirken könne. Dennoch, ich wurde neugierig und begann zu recherchieren. Nachdem ich schon einige Traumaverarbeitungsmethoden kennengelernt hatte, schien mir die Verbindung von Augen, Emotion und Körper durchaus plausibel. Es dauerte nicht lange und nur wenige Wochen später befand ich mich in einem Ausbildungskurs von Dr. David Grand in Europa. Auf meine Frage, ob man diese Methode auch mit Kindern und Jugendlichen anwenden könne, antwortete er mit einem ermutigenden Lächeln: »Ich habe von ersten Erfolgen gehört, am besten du probierst es aus und lässt mich dann wissen, wie es dir ging.« Das war genau, was ich dann tat.

Ich gewann rasch Vertrauen ins Brainspotting und arbeitete mit Erwachsenen und Kindern jeden Alters. Die Erfahrungen, die ich damit machen durfte und weiterhin mache, teile ich nicht nur mit Dr. Grand, sondern auch mit Fachkräften aus der ganzen Welt.

Wie dieses Buch aufgebaut ist

Das vorliegende Buch besteht aus drei Abschnitten. Die ersten beiden Abschnitte orientieren sich am Ablauf einer Brainspotting-Sitzung: vom ersten Kontakt bis hin zum Beenden der Brainspottinganwendung, mit all ihren Facetten. In Teil I des Buches werden die theoretischen Grundlagen, das praktische Vorgehen und die wichtigsten Begriffe zum Brainspotting allgemein erläutert. Dies dient als Grundlage für den Brainspotting-Zugang zu Kindern. Ein Abschnitt mit häufig gestellten Fragen und den entsprechenden Antworten (FAQs) rundet diesen Teil ab.

Teil II des Buches zeigt dann, wie Brainspotting mit Kindern und Jugendlichen angewendet werden kann und wie die Instrumente des Brainspottings adäquat an die Bedürfnisse von Kindern und Jugendlichen angepasst werden können. In beiden Teilen geben zahlreiche Fallbeispiele einen Einblick in das praktische Arbeiten mit Brainspotting und demonstrieren, wie die Theorie in die Praxis übersetzt werden kann. Dabei dürfen Sie als Leser:in Ihrer Fantasie und Kreativität freien Lauf lassen und lernen, dass das Vertrauen in den Verarbeitungsprozess der Schlüssel zur Integration von Verletzungsspuren ist. Die beschriebenen Behandlungstechniken können auch in die Arbeit mit Erwachsenen beziehungsweise mit jüngeren inneren Anteilen integriert werden.

Teil III des Buches enthält eine Rede von David Grand aus dem Jahr 2021, in der er sein »neuroexperienzielles Verarbeitungsmodell« vorstellt. Hier erfahren Sie, wie Brainspotting subkortikale, unbewusst abgespeicherte neuronale Erfahrungen nutzt, um Verarbeitungsprozesse zu ermöglichen. In diesem Teil finden Sie zudem Hinweise zu Aus- bzw. Weiterbildungsmöglichkeiten in Brainspotting.

Was mir noch wichtig ist

In diesem Buch erhalten Sie sowohl viele theoretische Informationen als auch praxisrelevante Anleitungen. Zudem empfehle ich Ihnen, bei der Anwendung von Brainspotting immer authentisch zu bleiben. Die besten Verarbeitungsprozesse sind jene, bei denen wir mit hingebungsvollem Vertrauen beobachten, wie sich Blockaden, Traumata und emotionale Belastungen im Gehirn des Gegenübers beginnen zu integrieren. Ich betone an dieser Stelle bereits den grundlegenden Wirkmechanismen von Brainspotting: die visuelle Orientierung, das Körpergefühl und die Emotion zu einem Symptom gemeinsam mit den Klient:innen zu aktivieren, um etwas bisher Unverarbeitetes so zu überwinden, dass es nicht mehr belastet. Diese Wirkweise werden Sie in vorliegendem Buch noch genauer kennenlernen. Aus ethischen und datenschutzrechtlichen Gründen wurde die Identität der in den Fallbeispielen beschriebenen Personen selbstverständlich so verändert, dass ein Erkennen nicht möglich ist.

Noch ein paar Worte zum Sprachgebrauch und meinem Bedürfnis, geschlechtergerecht schreiben zu wollen: Ab und zu geht das dann doch nicht so leicht von der Hand. Alles in diesem Buch soll für alle Menschen gelten, unabhängig von ihrem Geschlecht. Dazu werde ich abwechselnd von »ihm« oder »ihr« sprechen bzw. an geeigneten Stellen den sog. »Gender-Doppelpunkt« verwenden. In jedem Fall beziehe ich mich geschlechtsneutral auf alle Menschen.

Die Originalversion eines Teiles des hier vorliegenden Buches ist in englischer Sprache 2020 unter dem Titel *Brainspotting with Children and Adolescents: An attuned treatment approach for effective brain-body healing* erschienen. Das Übertragen der Inhalte in die deutsche Sprache habe ich als Herausforderung erlebt. Daher gilt mein Dank besonders Mag. Barbara Bauer, B. A. Julia Heiligenbrunner, Dr. Sabine Ebersberger und Dipl.-Inform. Veronika Licher, die mich großartig dabei unterstützt haben, die deutschsprachige Version ins Leben zu rufen.

Monika Baumann
Wien, im März 2023

Teil I: Theoretische Grundlagen und praktisches Vorgehen

1 Einführung in Brainspotting

»Wo wir uns nicht hinwenden, können wir nicht spüren.«[2]
Alter spanischer Spruch, frei übersetzt

Die Einführung zu diesem Buch ist in Zusammenarbeit mit meiner Kollegin und guten Freundin Dr. Martha S. Jacobi entstanden. Martha, eine erfahrene Brainspotting-Trainerin aus New York, und ich begannen – wie im Vorwort berichtet – gemeinsam das mehrtägige Training »Brainspotting für Kinder und Jugendliche« zu entwickeln. In dem Versuch, das Thema für dieses Buch »zu Papier zu bringen«, hat mich meine Kollegin Martha bei der Einleitung unterstützt, Brainspotting so allgemein zu erläutern, dass anschließend Teil II, in dem die Anwendung bei Kindern und Jugendlichen erklärt wird, besser verstanden werden kann.

1.1 Was ist Brainspotting?

Hinter dem Begriff *Brainspotting* steht eine tiefenpsychologische und körperorientierte Methode, die über die Achse Gehirn–Körper–Visualisierung hilft, die Folgen von traumatischem Stress zu verarbeiten. Der Begriff setzt sich aus den englischsprachigen Wörtern *brain* (= Gehirn) und *spotting* (= etwas ausfindig machen) zusammen – was das Vorgehen auf den Punkt bringt: Im Brainspotting gehen wir davon aus, dass traumatische und belastende Gedächtnisinhalte in tieferen Gehirnstrukturen über die Blickrichtung aufgedeckt, aktiviert und verarbeitet werden können.

Brainspotting ist jedoch viel mehr als nur ein Verfahren in der Traumatherapie. Persönlich habe ich die Erfahrung gemacht, dass Brainspotting bei allen Auswirkungen von emotionalen und körperlichen Verletzungen anwendbar ist. Dazu gehören vielerlei Symptome und Verhaltensmuster, posttraumatische Belastungsstörungen, Krisensituationen oder psychosomatische Schmerzen. Wenn wir diese in ihrer Bedeutung anerkennen, als Stärke interpretieren und uns erlauben »hinzuschauen«, sind symptomatische Folgeerscheinungen,

2 I. O.: »Ojos que no ven, corazón que no siente.«

die unser Gehirn häufig zum Schutz entwickelt hat, nicht mehr (in diesem Ausmaß) notwendig. Wir erleben Brainspotting in jedem Behandlungsbereich so kraftvoll, dass es schwierig ist, es nicht nutzen, wenn man es einmal erlernt hat. Weltweit wird Brainspotting auch in unterschiedlichen beratenden Bereichen wie beispielsweise im Coaching, in der Mediation oder in der Physiotherapie eingesetzt.

Brainspotting scheint also tief im Nervensystem anzusetzen und kann zum Beispiel das Lösen von Blockaden, einen leichteren Umgang in schwierigen Situationen sowie Wohlbefinden ermöglichen. Es gibt viele Hinweise, dass Brainspotting es schafft, im Rahmen einer neurobiologischen und beziehungsmäßig abgestimmten zwischenmenschlichen Begegnung die angeborenen Fähigkeiten des Gehirns zu aktivieren und so Selbstheilungskräfte in Gang zu setzen. Die Gehirn-Körper-Aktivierung einer Person zu einem bestimmten Thema wird dabei an eine bestimmte Augen- und Orientierungsposition, den sogenannten *Brainspot*, gekoppelt (vgl. Grand 2009a, 2009b, 2011, 2013; Jacobi 2020). Brainspots greifen auf neurophysiologische Systeme zu, die emotionale und/oder körperliche Erfahrungen festhalten, welche oft nicht mit Worten beschrieben werden können, jedoch durch eine Empfindung oder ein Gefühl im Körpergedächtnis gespeichert sind. Im Rahmen der einfühlsamen klinischen und auf den Klienten abgestimmten Beziehung öffnet der Brainspot diese abgespeicherten Erinnerungen (»Gedächtnisdateien«). Dies erlaubt dem Gehirn-Körper-System, sich als Ganzes neu zu regulieren, flexibel anzupassen und auf die Gegenwart auszurichten (vgl. Grand 2013). Wenn dies geschieht, lässt die vorangegangene Aktivierung der Belastung nach und die Person fühlt sich nicht nur besser, sondern kommt auch mit sich und ihrer Umwelt eher zurecht.

1.2 Die Entdeckung durch David Grand

Brainspotting wurde, wie bereits erwähnt, 2003 von Dr. David Grand, einem Psychotherapeuten aus Long Island, New York, während einer Therapiesitzung mit einer jugendlichen Elite-Wettkampf-Eisläuferin entdeckt. Grand, der es selbst vorzieht, von Klient:innen und Auszubildenden »David« genannt zu werden, war zu dieser Zeit ein hoch qualifizierter und erfolgreicher Therapeut und internationaler Ausbilder. Er arbeitete zu diesem Zeitpunkt schon seit mehr als einem Jahr mit der 16-jährigen Karen und versuchte ihr bei einem Problem zu helfen, das ihrer Meinung nach ein einfacher Sprung beim Eislaufen sein sollte: der dreifache Rittberger, ein dreifacher Loop. Immer wenn Karen diesen Sprung versuchte, spürte sie, wie sie sagte, wie ihre Beine »taub« würden und sie ihr Programm vergäße. Karen hatte zuvor schon viele erlittene Traumata bearbeitet. Einige standen in direktem Zusammenhang mit dem Eislaufen, andere betrafen ihre Familie, die für sie belastende Folgen hatten. Im Großen und Ganzen ging es ihr besser und sie lief gut auf dem Eis, abgesehen von diesem einen Sprung. Ihr Unvermögen, den Dreifachrittberger im Wettkampf erfolgreich zu absolvieren, hinderte sie daran, ihre Hoffnungen, Träume und Ziele zu erreichen.

Eines Tages wandte David eine Variation einer »Mind-Body-Therapie« an, bei der Karen mit den Augen langsam und stetig Davids Finger folgen sollte. Dabei bewegten sich Davids Finger horizontal auf Karens Augenhöhe hin und her. Und plötzlich geschah etwas: Anstatt Davids Finger weiterhin langsam zu folgen, begannen Karens Augen an einem bestimmten Punkt wie fixiert stehen zu bleiben und zu flattern. David hielt genau an diesem Punkt inne. Später sagte er, er hatte das Gefühl, als ob seine eigene Hand und sein Arm ebenfalls an diesem Punkt »einrasteten«. Seine Hand und ihre Augen blieben etwa zehn Minuten an diesem Punkt und aus Karen entluden sich sturzflutartig traumatische Erinnerungen, Körperempfindungen und Emotionen. Danach nahm sie einen tiefen Atemzug und sie beide fragten sich, was da gerade passiert sei. Alles, was sie zu diesem Zeitpunkt wussten, war, dass Karen in dieser zehnminütigen Zeitspanne nicht nur zuvor nicht angesprochene Themen aufgegriffen, sondern auch Themen in einer neuen Tiefe verarbeitet hatte, von denen beide dachten, dass sie sie bereits bewältigt habe.

Am nächsten Morgen ging Karen wieder zum Eislauftraining. Als sie diesmal den Rittberger versuchte, landete sie zu ihrer Überraschung solide und sauber auf ihren Kufen. Es gelang ihr, alle Drehungen in der Luft perfekt auszuführen! Sie probierte es mehrere Male. Und wieder und wieder gelang es ihr. Aufgeregt rief sie David in seinem Büro an: »Ich habe ihn geschafft! Ich bin ihn gesprungen, immer und immer wieder!«

Was war anders gewesen in dieser Sitzung? Was geschah, als Karen und David instinktiv an dieser anscheinend wichtigen Augenposition innehielten?

David begann, auf ähnliche Augenreaktionen bei anderen Klient:innen zu achten. Er erzählte seinen Kolleg:innen, was passiert war, und ermutigte sie, bei ihren Klient:innen ebenso ihr Augenmerk darauf zu legen. In den nächsten Monaten kamen Berichte aus der ganzen Welt. Die Klient:innen verarbeiteten ihre Themen mit der fixierten Augenposition tiefer und gründlicher als zuvor.

Das Bemühen, die beziehungstechnischen und neurobiologischen Prozesse dieser zehn Minuten, die Karens Eislaufkünste und ihr Leben veränderten, zu ermitteln und zu verstehen, wurde seitdem kontinuierlich und unermüdlich fortgesetzt. Das gilt auch für das Bestreben, eine klare, einfache und spezifische wissenschaftliche Theorie des Brainspotting zu präsentieren, mit immer verfeinerteren Brainspotting-Techniken.

Seit der Entdeckung von Brainspotting sind inzwischen 20 Jahre vergangen und die Methode entwickelt sich stetig weiter. Zum Zeitpunkt des Verfassens dieses Buches gibt es etwa 80 Brainspotting-Ausbilder:innen auf sechs Kontinenten und mehr als 16.000 ausgebildete Brainspotting-Therapeut:innen auf der ganzen Welt. Die wissenschaftliche Forschung, die die klinischen Ergebnisse über die Jahre bestätigt hat, nimmt weltweit stetig zu (z. B. Grand 2011, 2013; Grand u. Goldberg 2011; Corrigan a. Grand 2013; Corrigan, Grand a. Raju 2015; Hildebrand, Grand a. Stemmler 2015, 2017; Anderegg n. d.), wie auch die jüngsten Forschungsberichte zeigen (vgl. D'Antoni 2021; Palsimon Jr. 2022; Talbot, de la Salle a. Jaworska 2022).

Eine von der Gemeinde Sandy Hook in Newtown, Connecticut, nach einem Schulmassaker durchgeführte Studie zeigt, dass Brainspotting dort als die effektivste Behandlungsmethode für Erwachsene angegeben und als eine der vier effektivsten für Kinder und Jugendliche unter 18 Jahren wahrgenommen wird (Newtown-Sandy Hook Community Foundation 2016).

1.3 Wie funktioniert Brainspotting?

Brainspotting erfordert eine *Haltung des Nichtwissens* bei zwischenmenschlichen Begegnungen, durch die es die noch unerforschten Tiefen des menschlichen Gehirns respektiert. In der Brainspotting-Fachsprache wird dies im Deutschen als das *Ungewissheitsprinzip* bezeichnet: Es wird nicht postuliert, was verarbeitet werden könnte, sondern es wird neugierig erwartet, was jeweils von den Klient:innen aus ihrer Geschichte aufgegriffen wird. Neurowissenschaftler:innen berichten, dass es im menschlichen Gehirn über eine Billiarde Verbindungen gibt. Das ist mehr als die Anzahl der bekannten Sterne im Universum! Und jedes Gehirn ist einzigartig. So verarbeitet jedes Gehirn anders und lediglich durch das therapeutische Vertrauen – die Haltung des Nichtwissens – kann das Gegenüber ganz seine eigenen Inhalte bringen und nicht jene, die die Therapeuten für sinnvoll erachteten.

Brainspotting-Therapeut:innen arbeiten also mit dem, was ihre Klien:tinnen in den Sitzungen zum Ausdruck bringen, und versuchen, ihnen den Zugang zu den tieferliegenden, subkortikalen Strukturen ihres Gehirn-Körper-Systems zu erleichtern. Hierbei wird darauf vertraut, dass das Gegenüber den für den therapeutischen Moment passenden Verarbeitungsprozess wählt. Sie tun dies, indem sie das Bewusstsein ihrer Klient:innen über die Gehirn-Körper-Aktivitäten mit einer relevanten Augen- und Orientierungsposition, dem Brainspot, verbinden. Die Klient:innen halten dabei ihren Blick auf die gefundene Brainspotposition, um Verarbeitungsprozesse anzustoßen, die der Integration belastender Erfahrungen und der Förderung von Selbstorganisation und -regulierung dienen.

Diese Orientierungspositionen (Brainspots) werden entweder durch ein Auge oder durch beide Augen lokalisiert. In den Brainspotting-Trainings lehren wir die Student:innen, diese Punkte über das sogenannte *äußere Fenster* zu finden (dazu mehr in Abschn. 2.2.6). Dabei beobachten wir die Reflexe der Klient:innen. Dies können unwillkürliche Reaktionsmuster sein wie Blinzeln, Augenzucken oder -flattern, Pupillenerweiterung, schnelles Atmen und subtile Veränderungen der Körperposition. Auch über das *innere Fenster*, bei dem der Klient von einer Körperempfindung (»felt sense«) berichtet (Gendlin 1976), oder das *Gazespotting*, den »Blick ins Leere«, eine natürlich vorkommende fixe Blickorientierung (Grand 2013; Wolfrum u. Baumann 2017), können Brainspots gefunden werden (vgl. Abschn. 2.2.6).

Brainspotting ist eine äußerst wirkungsvolle körper- und beziehungsorientierte Behandlungsmethode, indem »eingekapselte« emotionale sowie körperliche Schmerzen und Erfahrungen, Traumata, Dissoziationen und eine Vielzahl anderer herausfordernder Symptome identifiziert, verarbeitet und abgelöst werden können. Brainspotting ist gewissermaßen Diagnose und Behandlung gleichzeitig. David Grand beschreibt die Methode als tiefgreifend, direkt, kraftvoll und dennoch fokussiert und haltend und in fast allen Fachgebieten einsetzbar (vgl. Grand 2013).

Probieren Sie folgende Übung aus:

1. Denken Sie an etwas, das Sie ein wenig stört.
2. Werden Sie sich dessen bewusst, wie sich Ihr Körper anfühlt. Wo in Ihrem Körper fühlen Sie etwas? Fühlen Sie etwas »aktiviert«?
3. Auf einer Skala von 0 bis 10, wo würden Sie dieses »aktivierte« Körpergefühl einstufen? 10 ist hoch und 0 ist neutral.
4. Nun schauen Sie einen Moment nach links. Wie fühlen Sie sich?
5. Dann schauen Sie als Nächstes einen Moment geradeaus. Wie fühlen Sie sich hier?
6. Dann schauen Sie bitte nach rechts. Wie fühlen Sie sich dabei?
7. Vergleichen Sie, wie Sie sich in diesen drei Blickrichtungen fühlen. War eine stärker als die anderen? Haben Sie in einem Bereich Erleichterung verspürt, in den anderen aber nicht?
8. Beobachten Sie einfach ... Wo Sie hinsehen, kann einen Unterschied ausmachen darin, wie Sie sich fühlen.

Das ist die Basis von Brainspotting.

1.4 Was passiert bei einer Brainspotting-Sitzung?

Klient:innen kommen in eine Brainspotting-Sitzung wie auch in jede andere Therapie, weil etwas in ihrem Leben nicht so läuft, wie sie es sich wünschen. Dabei werden die Auswirkungen auf die Gegenwart sowie die Lebensgeschichte der Klient:innen einbezogen.

Therapeut:innen/Behandler:innen beginnen auf einfühlsame Art und Weise auf ihre Klient:innen einzugehen. Sie erklären alters- und kulturgerecht und der Lebenssituation entsprechend, wie unser Gehirn funktioniert. Was passiert, wenn eine Person in Gedanken und Verhaltensweisen, in Symptomen »feststeckt«? Idealerweise wird in der ersten Sitzung über Brainspotting und dessen Möglichkeiten gesprochen.

Der Unterschied zu anderen Therapiesitzungen besteht darin, dass in einer Brainspotting-Sitzung die Behandler:innen sehr genau darauf achten, was neurobiologisch über die Körpersprache sichtbar wird, wenn Klient:innen über den Grund sprechen, warum sie zur

Behandlung kommen. Die Behandler:innen registrieren im Laufe des Gespräches für sich, falls Klient:innen spontan wiederholt in eine Richtung schauen.

Sobald die Klient:innen sich darüber im Klaren sind, welches Thema sie zu diesem Zeitpunkt bearbeiten möchten, bitten wir sie, sich auf die Körperwahrnehmung dazu zu konzentrieren (vgl. Abschn. 2.2.3). Danach erfolgt die sogenannte Skalierung: Die Klient:innen werden ersucht, auf einer Skala von 0 bis 10 die Intensität der Aktivierung bzw. der Belastung einzuordnen, wobei 0 neutral ist und 10 die höchste Aktivierung/Intensität darstellt (vgl. Abschn. 2.2.2).

Sobald die Klient:innen den Aktivierungspunkt in ihrem Körper identifiziert haben, wird ein entsprechender Brainspot im Außen dazu aufgespürt. Dieser ermöglicht es nun, Gehirnbereiche, Gehirnfunktionen zu adressieren, die an dieser Stelle bisher blockiert haben. Der Brainspot wird mithilfe eines Zeigestabs (vgl. Abschn. 2.2.1) oder über den »Blick ins Leere« lokalisiert. Die Klient:innen werden dann eingeladen, den Blick auf den lokalisierten Brainspot gerichtet zu halten, »nach innen zu gehen« und achtsam den eigenen inneren Prozess zu beobachten (vgl. Wolfrum u. Baumann 2017). An dieser Stelle setzt das Ungewissheitsprinzip ein. Die Verarbeitung wird von der Fachperson haltend begleitet.

Viele Brainspotting-Sitzungen verlaufen sehr ruhig. Klien:tinnen und Behandler:innen sprechen oft nicht viel. Von Therapeut:innenseite versuchen wir so wenig wie möglich in den Prozess einzugreifen, um die Klient:innen bei ihren Such- und Findungsprozessen nicht zu stören. In diesem genauen Beobachten der Körper- und Blickbewegungen, gepaart mit Schweigen und Stille, wird den Klient:innen tiefe Verarbeitung möglich.

Die Aufgabe der Therapeut:innen ist hier, den Rahmen zu halten, nicht wissend, was von den Klient:innen kommen wird. Die tiefe, beziehungsorientierte und neurobiologische Verbindung, die auf die Aktivierung/Belastung der Klient:innen abgestimmt ist, zusammen mit deren nach innen gerichtetem Blick- und Orientierungspunkt sowie einem äußeren Fixpunkt, unterstützt die Kompetenz der Klient:innen, sich neu zu regulieren, neu zu organisieren und den Selbstheilungsprozess anzustoßen. Oft sind während eines Verarbeitungsprozesses Klient:innen wie Fachkräfte erstaunt, was zur Verarbeitung »auftaucht«. Das Verarbeitete am Schluss einer Sitzung zu festigen und als Ressource mitzugeben, kann als *posttraumatisches Wachstum* bezeichnet werden.

1.5 Exemplarischer Ablauf einer Brainspotting-Sitzung

Wie eine Brainspotting-Sitzung ganz praktisch aussehen kann, zeigt nachfolgendes Fallbeispiel (Abb. 1).

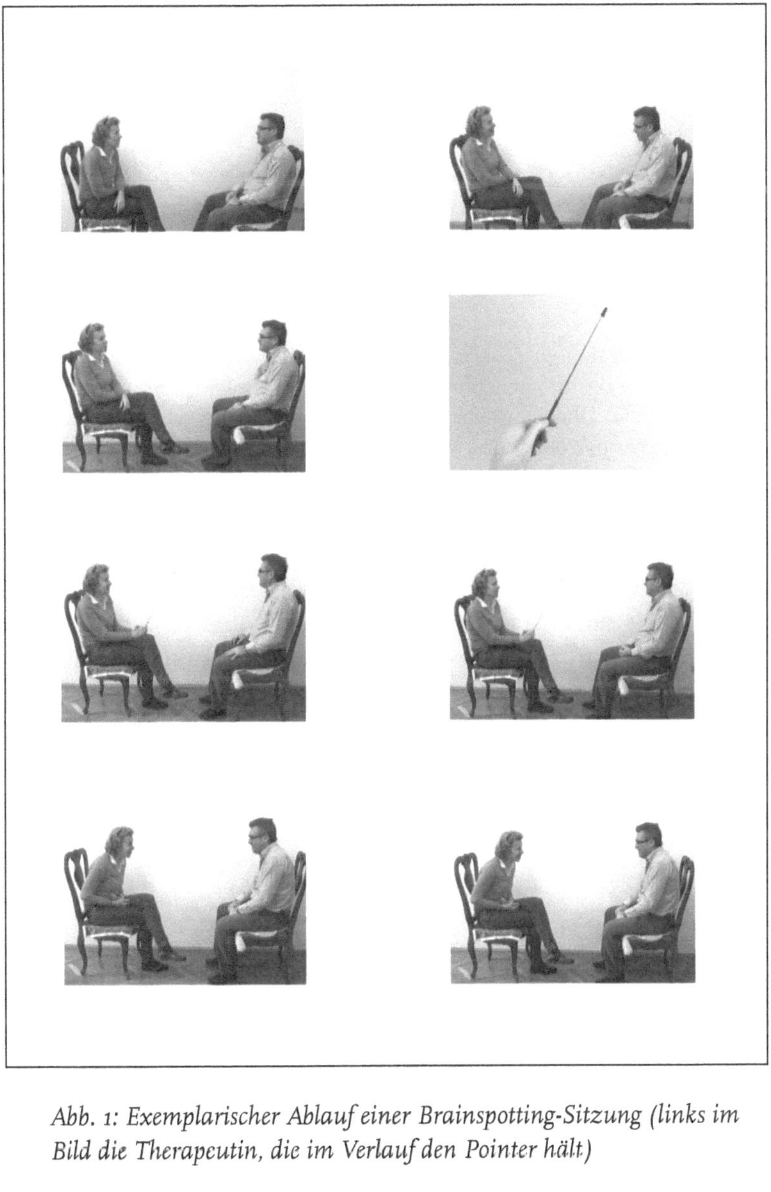

Abb. 1: Exemplarischer Ablauf einer Brainspotting-Sitzung (links im Bild die Therapeutin, die im Verlauf den Pointer hält)

1) Es gibt einen Grund, mit dem Klient:innen zu uns kommen – oder wir aufeinandertreffen. Zunächst wird eine therapeutische, vertrauensvolle Beziehung hergestellt.

Herr B. kommt seit einiger Zeit in 14-tägigen Abständen zur psychologischen Behandlung. Seine depressive Verstimmung hat sich bereits durch mehrere Brainspotting-Sitzungen deutlich gebessert. Das gegenseitige Vertrauen in der fachlichen Beziehung darf als ausgezeichnet angenommen werden.

Für diese Sitzung wurde ausgemacht, an seinem häufigen nächtlichen Aufschrecken zu arbeiten.

2) Das Thema oder Symptom wird besprochen.

Herr B. berichtet, dass er seit Jahren immer wieder in der Nacht hochschreckt und anschließend sehr lange braucht, um wieder einzuschlafen. Obwohl er das Leben an den Tagen danach gut meistert, erkennt er mit dem Älterwerden eine zunehmende Erschöpfung. Er kann sich diese Schlafstörung nicht genau erklären.

3) An dieser Stelle kann die *SUD-Skala*[3] von Wolpe eingesetzt werden mit der Frage: »Wie stark empfinden Sie die körperliche oder emotionale Belastung zwischen 0 und 10 derzeit?« (vgl. Wolpe 1969). Dann fragen Behandler:innen zum Beispiel: »Was spüren Sie denn jetzt gerade, wenn wir darüber sprechen?« Das heißt, wir verbinden das Symptom mit Körperempfindungen.

Nachdem Herr B. mir ausführlich über seine Schlafstörung erzählt hat, frage ich ihn, was er denn jetzt gerade, während er darüber spricht, im Körper empfindet. Er kann einen Druck in der Brust beschreiben. Auf einer Skala von 0 bis 10 stuft er diesen bei 7 ein.

4) Das Symptom und ein damit einhergehendes Körpergefühl wurden so verknüpft. Anschließend wird visuell – mit dem Pointer oder durch äquivalente Möglichkeiten – nach dem Brainspot gesucht. Entlang der x–Achse wird auf Augenhöhe der Klient:innen das visuelle Feld von einer Seite zur anderen

3 Abk. für engl. Subjective Units of Distress Scale.

abgescannt. Wo eine reflektorische Antwort (Augenbewegungen, körperliche Reaktionen, Emotionen etc.) erkannt wird, wird der Brainspot mithilfe des Pointers fixiert. Während der Pointer an der x-Achse entlanggeführt wird, werden bei Herrn B. mehrere reflektorische Reaktionen beobachtet. An manchen Punkten zwinkert er heftig, an einem Punkt schreckt er mit dem Oberkörper zurück, an einem weiteren wirkt er sehr entspannt.

Es wird gemeinsam entschieden, dass der Zeiger-Ort, an dem Herr B. zurückgeschreckt ist, der ist, an dem er den Eindruck hat, am besten mit dem Thema arbeiten zu können.

5) Anschließend werden die Klient:innen gebeten, auf den Zeigestab zu schauen. Diesen Moment, wenn die Klient:innen auf den Brainspot blicken, diesen emotional wie auch körperlich spüren, dies zulassen und von unserer Präsenz begleitet werden, bezeichnen wir als den *Verarbeitungsprozess*. Es ist spannend zu beobachten, dass dabei oft Erfahrungen auftauchen, bei welchen den Klient:innen gar nicht bewusst gewesen ist, dass diese mit dem eingebrachten Thema zusammenhängen (wie z. B. Kindheitserlebnisse). – In den nachfolgenden Kapiteln wird näher erklärt, warum das begleitende Schweigen von Brainspotting-Behandler:innen an dieser Stelle alles andere als ein Nichtstun ist.

Herr B. schaut zunächst lange auf die Spitze des Pointers und beschreibt, dass der Druck in der Brust steigt. Da er die Methode bereits kennt, weiß er, dass dies ein Weg zur Integration ist. Nach ca. 10 Minuten intensiven körperlichen Spürens erzählt er eine Begebenheit aus seiner Jugend. Dabei spricht er langsam und pausiert zwischendurch immer wieder.

Er war mit ungefähr 14 Jahren auf einem Jugendcamp. Mit diesem Camp erfüllte er sich einen lang gehegten Traum. Er hatte es sich durch kleine Hilfsdienste in der Nachbarschaft selber finanziert und die Vorfreude darauf war unendlich groß. Nach circa zwei Tagen teilte ein Freund ein Geheimnis mit ihm und den anderen Zeltbewohnern. Dieser war verzweifelt, da ihn der geliebte Sporttrainer in der Nacht davor im Bad abgefangen hatte und körperliche Dinge verlangt hätte, die er absolut nicht wollte. Der Freund bat sie ausdrücklich, mit niemandem darüber zu sprechen, aber »höllisch« aufzupassen. Die Burschen unterstützten und schützten sich in der restlichen Woche gegenseitig und seines Wissens kam dies in seinem direkten Umfeld kein weiteres Mal vor. Dennoch hielten sie in der Nacht abwechselnd Wache, gingen nicht mehr alleine in die Waschräume und beobachteten sich ständig beziehungsweise mieden den Trainer, was das Wichtigste war. Er vermutet, dass sie das abschließende Spiel auch aufgrund der Vorfälle und ihrer Konzentration auf den Schutz anstelle des Sports verloren.

Herr B. ist nach dieser Erzählung lange still. Er schaut noch einige Zeit auf den Pointer und beendet seine Erzählung mit den Worten: »Und jetzt ist es endlich draußen!«

6) Während des Verarbeitungsprozesses wird wiederholt nach dem *Körperempfinden* gefragt. Patient:innen können Worte oder einen Zugang zu Gefühlen finden und so wird Integration schrittweise möglich. Dort, wo vorher Belastung war, spüren sie jetzt häufig Erleichterung.

Ich bedanke mich bei Herrn B. für seine Offenheit. Anschließend wird mithilfe der SUD-Skala überprüft, ob sich eine Veränderung eingestellt hat. Der Druck auf der Brust ist von 7 auf 2 zurückgegangen. Nun endlich verstehe er sein nächtliches Aufschrecken, meint Herr B., – das sei ja ganz ähnlich wie das »Wach-bleiben-Müssen« auf dem Jugendcamp. Er hätte schon so lange nicht mehr an diese Geschichte gedacht. Wie erleichternd das eigentlich sei, ein uraltes Geheimnis zu lüften, das hätte er niemals vermutet.

7) An dieser Stelle wird, wenn es die Zeit erlaubt, noch einmal eine Verbindung zum Ausgangssymptom hergestellt. Diese Überprüfung wird als *»die Zitrone auspressen«* bezeichnet: Sollte das Symptom an dieser Stelle noch belastend sein, kann ein weiterer Prozess angestoßen werden. Wenn sich die Klient:innen erleichtert oder besser fühlen, geht man davon aus, dass Traumaintegration stattgefunden hat. Klient:innen kommen dann wieder in Balance, finden zurück ins Leben.

Herr B. wird nun befragt, wie er sich seine zukünftigen Nächte vorstellt. Was würde er tun, wenn er wieder aufschreckte? Klar und kurz antwortet er: »Ich weiß ja jetzt, dass ich nicht mehr im Zelt liege und Angst haben muss, ich bin ja jetzt zu Hause bei meiner Frau, und die passt sowieso so gut auf mich auf!«

8) Dieses *Abschlussgefühl* kann mit inneren Bildern, Erdungs-Übungen etc. gefestigt werden. Dinge, die vorher nicht funktioniert haben, fallen jetzt meist leicht und Symptome werden schwächer erlebt oder verschwinden ganz.

Der Klient darf dieses Gefühl der Sicherheit noch einmal nachspüren. Ihm kommt dazu ein Bild von einer goldenen Trophäe! Die hätten sie bekommen, wenn sie damals das Spiel gewonnen hätten. Jetzt fühlt er, dass er sich selber eine goldene Sicherheitstrophäe überreicht hat. Sie haben es damals, geschafft sich gegenseitig zu schützen, und er lebt heute in Sicherheit. Dafür steht seine Trophäe, die er gedanklich in den Himmel hält.

Er verlässt den Behandlungsraum glücklich und meint: »Und wenn ich in der Nacht hochschrecke, werde ich die Trophäe einfach küssen – so wie die richtigen Gewinner.»

Da es sich beim Brainspotting um eine offene Methode handelt, dient oben gezeigtes Vorgehen nur zur Orientierung. Letztlich ist jede Brainspotting-Sitzung individuell unterschiedlich, da unsere Klient:innen ganz unterschiedliche Vorerfahrungen, Lebensgeschichten und Anliegen mitbringen. Und da auch jede Fachperson anders auf das »Mitgebrachte« reagiert.

2 Vom Beginnen bis zum Beenden einer Brainspotting-Sitzung: Ablauf, Instrumente und Prozess

In den nachfolgenden Abschnitten 2.1 bis 2.4 werden wichtige theoretische Grundlagen des Brainspotting und die verwendeten Hilfsmittel beispielhaft anhand einer Brainspotting-Sitzung erläutert. Es wird dabei postuliert, dass es sich um erwachsene, eigenständige Klient:innen handelt. Die Inhalte beziehen sich, sofern nicht anders angegeben, auf die Literatur und Seminare von David Grand (vgl. z. B. Grand 2013, 2009a, 2009b). Die visuelle Darstellung in Abschnitt 2.5 bringt den Ablauf des Brainspotting-Prozesses noch einmal auf den Punkt. Ein Abschnitt mit häufig gestellten Fragen und Antworten (FAQs) schließt dieses Kapitel ab (Abschn. 2.6).

2.1 Der Beginn

2.1.1 Erklärungen zur Auflösung von Traumasymptomen

Wo und wie auch immer wir unsere Klient:innen treffen, geschieht dies, weil sie eine Belastung spüren oder ein Symptom zeigen. Brainspotting kann ihnen helfen, von der Dysbalance wieder in Balance zu kommen. Wenn wir in sehr vereinfachter Form versuchen den Klient:innen zu erklären, wie das Gehirn ein traumatisches Ereignis verarbeitet und wie Traumasymptome entstehen, können die bestehenden Symptomatiken mit einbezogen werden. Wenn jemand z. B. Schlafstörungen hat, wie das bei Herrn B. der Fall war, spricht man zuerst über die Symptomatik und erläutert dann, wie das limbische System mit seinen Reaktionen von Flucht, Kampf oder Erstarrung auf verletzende Ereignisse antwortet: »Im Moment des traumatischen Erlebens waren die unbewussten Reaktionen (in diesem Fall das Wachbleiben) gut und wichtig. Manchmal bleiben Menschen aber in diesen Reaktionsmustern hängen. So ist Schlaflosigkeit oft der Versuch, hoch aufmerksam zu bleiben. Diese sogenannte *Hypervigilanz* soll dann dafür sorgen, dass einem nichts passiert.« Indem diese Zusammenhänge hergestellt werden, bekommen Klient:innen die Information, dass ihr Gehirn sie weiterhin schützen will, es aber zu intensiv und zu lange in diesem Modus verharrt.

Mit dieser Erklärung, dass das Symptom eigentlich eine natürliche und an sich gute Reaktion des Gehirns darstellt, wird bereits an der Akzeptanz gearbeitet, die eine gute Grundlage dafür ist, Motivation für die Behandlung zu erlangen. Denn oft wissen die Klient:innen gar nicht, was der Auslöser ihres Belastungssymptoms war. Wenn sie die Erklärung annehmen können, dass das Gehirn einfach nur in dieser Verhaltensschleife hängen geblieben ist, also blockiert, weil es das Gefühl, das so belastend war, nicht ins Gefühlszentrum integrieren möchte, ist ein wichtiger Schritt getan.

Wir helfen den Klient:innen weiter, indem wir ihnen vorschlagen, noch einmal genauer hinter das Symptom zu schauen: »Ich schau gern mit Ihnen noch einmal dort hin. Lassen Sie uns einen Blick auf die vorliegende Symptomatik werfen – schauen wir gemeinsam, was dahintersteckt.« Wenn unsere Klient:innen (noch mal) hinschauen und nichts passiert, kann Integration stattfinden, und wie Aristoteles so schön schreibt: »Wir können den Wind nicht ändern, aber die Segel richtig setzen.«

2.1.2 Vorschläge zur Erklärung von Brainspotting

Wir können heute der Hypothese vertrauen, dass das visuelle System und das Orientierungssystem eine entscheidende Rolle bei der Integration von Traumafolgestörungen darstellen. Schon Hildegard von Bingen hat vor 1.000 Jahren den Satz geprägt: »Wo du hinschaust, beeinflusst, wie du dich fühlst!«

Um Ihnen ein Gefühl dafür zu geben, schlage ich Ihnen eine kleine Übung vor.

Körper-Übung

Ermuntern Sie Ihre Klient:innen anfangs zu einer Übung – auch Sie dürfen diese gleich ausprobieren:

»Denken Sie bitte an eine Körperstelle, an der Sie sich wohlfühlen (Körperressource). Sobald Sie so eine Körperstelle für sich gefunden haben, drehen Sie Ihren Kopf nach links und verweilen dort 30 Sekunden. Dies wiederholen Sie mit weiteren Kopfhaltungen: erst mittig nach vorne und dann nach rechts. Versuchen Sie dabei jedes Mal, das gute Körpergefühl zu spüren. Wo haben Sie es am angenehmsten wahrgenommen?«

Ein Großteil der Menschen empfindet eine spezielle Orientierungsrichtung als besonders angenehm.

In der Neurobiologie gibt es neben zunehmend mehr Erkenntnissen und neuem Wissen immer auch noch viele Hypothesen. Wir wissen, dass unsere Augen Lichtsignale empfangen, die mittels unzähliger Verbindungen durch das Gehirn ins Sehzentrum im Hinterkopf transportiert werden, wo schließlich Bilder entstehen. Beim Brainspotting macht man sich diese Verbindungen zunutze. Durch das Hinschauen, sowohl physiologisch als auch emotional, werden Erinnerungen aktiviert. Oft waren diese bislang nicht bewusst, sondern rein physiologische Abspeicherungen. Es wird angenommen, dass das Betrachten eines Punktes dieses Gefühl wieder aktivieren kann. Erneutes *Hinschauen in einem sicheren Rahmen* stellt somit eine Lernerfahrung dar, die wahrscheinlich das Lösen von Blockaden und deren Integration erlaubt.

Den Klient:innen gegenüber können Erklärungen eher kurz gehalten werden. Eine zu rationale Herangehensweise kann meiner Erfahrung nach der Heilung im Wege stehen. Es empfiehlt sich, die Klient:innen mit der eingangs beschriebenen Körper-Übung ohne Umschweife ins Spüren zu bringen. So können sie unmittelbar wahrnehmen, dass Körper und Emotionen eine Einheit darstellen.

Jüngere Forschungsergebnisse und Erfahrungsberichte gehen immer mehr in die Richtung, dass alles, was wir emotional erleben, im Körper abgespeichert wird, und alles, was wir körperlich erfahren, emotional erlebt werden darf. Nachzulesen ist dies etwa bei Levine (2007), Siegel (2010) oder B. van der Kolk (2015). Aus diesem Wissen und den Erfahrungen wird Folgendes postuliert:

> »*Brainspotting* ist ein körperorientiertes Behandlungsverfahren mit emotionalen Auswirkungen.«

2.1.3 Den passenden »haltenden Rahmen« setzen

Im Brainspotting spricht man davon, »um den Behandlungsprozess einen *haltenden Rahmen* zu spannen«. Ähnlich wie manche Gemälde breit und andere schmal eingefasst sind, passen wir den Behandlungsrahmen dem emotionalen Zustand unserer Klient:innen an. Als Behandler:in setzt man diesen Rahmen weiter oder enger, je nachdem, wie das Gegenüber erlebt wird. Ein Beispiel: Man kann bei einem weiteren Rahmen direkt in die Belastung gehen, wenn die Klient:in stabil genug eingeschätzt wird, oder aber mit einem engeren Rahmen erst an den Ressourcen arbeiten und so den Verarbeitungsprozess gut halten.

Ein *weiterer Rahmen* bedeutet, dass Sie als Therapeut:in Vertrauen in die Stabilität Ihrer Klient:in haben. Es kann direkt zum Symptom und den damit einhergehenden Belastungen »geschaut« werden (vgl. Aktivierungszugang, Abschn. 2.2.5).

Ein *enger Rahmen* wird hingegen gewählt bei Klient:innen, die aktuell schwer belastet erscheinen oder die von ihren Emotionen leicht überwältigt werden. Dies kann z. B. bedeuten, dass wir nur einen kleinen Teil an Belastung wählen oder eine Stabilisierungs- bzw. Ressourcenaktivierung miteinbeziehen. Es kann auch mal nur über die Ressource gearbeitet werden. In jedem Fall werden Stabilisierung und Ressourcenaktivierung miteinbezogen, um der Klient:in ein größtmögliches Gefühl von Sicherheit zu erhalten (vgl. Ressourcenzugang, Abschn. 2.2.5).

Der Rahmen kann auch während einer Sitzung enger oder weiter gemacht werden. Dies wiederum bedeutet, dass man zum Beispiel von der Arbeit an einer Ressource hin zur Belastung schauen kann.

Es werden zwei »Arten der Rahmung« unterschieden: Im Brainspotting wird den Klient:innen sowohl auf der *Ebene der Klienten-Therapeuten-Beziehung* als auch auf *neurobiologischer Ebene* ein haltender Rahmen zur Verfügung gestellt. Wir sprechen hier auch vom »Setzen des doppelten Rahmens« (Grand 2013, S. 59 ff.).

Mit der *neurobiologischen Rahmung* bezieht sich die Therapeut:in auf das Gegenüber in seinem jeweiligen Zustand. Bei Klient:innen, die beispielsweise verkrampft sind, den Kopf hängen lassen und die Schultern nach vorne ziehen, kann man vermuten, dass eine schwerer wiegende Symptomatik vorliegt. Wenn eine Klient:in hingegen strahlend, offen und mit aufrechtem Gang hereinkommt, gehen wir intuitiv davon aus, dass diese Person stabil ist. So hat der Körper vermutlich bereits Auskunft darüber gegeben, wie mit dieser Person gearbeitet werden kann. Das hohe Vertrauen der Behandler:innen in die Neuroplastizität des Gehirns ihrer Patient:innen bedeutet auch, dass Veränderung möglich ist und somit Traumaintegration machbar.

Der beziehungsorientierte Rahmen: Dieser Rahmen spannt sich um die Beziehung von Klient:in und Therapeut:in. Eine gute Verbindung ist wesentliche Voraussetzung dafür, »hinschauen« zu dürfen. Wenn die Beziehung so gestaltet ist, dass sich Klient:innen sicher fühlen, trauen sie sich und erleben ihre Behandler:innen als stützende Begleitung.

Erst ein gut gesetzter Rahmen ermöglicht es den Klient:innen, ihre ungelösten Themen zu bearbeiten. Für den Ablauf des therapeutischen Prozesses gilt: Wenn das Thema gewählt ist und der Rahmen gut gesetzt, kann mit dem Verarbeitungsprozess begonnen werden.

Im folgenden Abschnitt werden die therapeutischen Grundhaltungen und wichtigsten Instrumente beschrieben, die den Verarbeitungsprozess effektiv mitgestalten.

2.2 Instrumente und Grundhaltungen

2.2.1 Der Pointer

Beim Brainspotting wird mit einem Zeigestab, dem sogenannten *Pointer* gearbeitet. Der Pointer dient als Hilfsmittel, um den »Brainspot« im visuellen Feld der Klient:innen zu finden. Es handelt sich dabei um einen ausziehbaren Zeigestab mit einer meist farbig eingetönten Spitze, auf welche die Klient:innen ihren Blick beim Suchen nach dem Brainspot richten. An diesem Punkt können die Klient:innen sowohl körperliche als auch emotionale Reaktionen im Zusammenhang mit ihrem Thema spüren. Die reflektorische Antwort während des Suchprozesses kommt immer von den Klient:innen. Das kann z. B. ein Augenzwinkern, ein Zucken oder ein Gähnen sein.

Der Zeigestab vermittelt Stabilität dadurch, dass den Klient:innen das Gefühl von Gehaltensein gegeben wird. Ist der Punkt, auf den sie ihre Aufmerksamkeit richten, erst einmal gefunden, wird er von der Fachperson »gehalten«. An diesem Punkt bleibend, werden Klient:innen in ihrem emotionalen und physiologischen Verarbeitungsprozess von dieser unterstützt. Es ist die Präsenz der Fachkraft, die zunächst die Traumaverarbeitung (aus)hält und anschließend die sich entfaltende Aktivierung der Selbstheilungskräfte essenziell unterstützt, die wesentlich zur Wirksamkeit beiträgt.

Der Pointer kann durch kreative Hilfsmittel modifiziert oder durch den *Gazespot* (vgl. Abschn 2.2.6) ersetzt werden, wenn es das Setting erfordert oder erlaubt. Konkrete Anregungen dazu finden Sie in Teil II dieses Buches.

2.2.2 Verwendung einer Belastungsskala

Um den Grad der Aktivierung eines Patienten mithilfe einer Zahl einzustufen, verwenden wir im Brainspotting, wie bereits erwähnt, die vom Verhaltensforscher Joseph Wolpe 1969 entwickelte Skala, die *Subjective Units of Distress Scale* (SUDS). Anhand der Skalierung von der höchsten Stufe (10) bis hinunter zu einer neutralen oder keiner Aktivierung (0) ordnen wir den Grad der jeweiligen Belastung ein.

Die Belastungsskala dient zum Rückfragen und dem Verifizieren von körperlichem Empfinden der Klient:innen. Deren Antworten geben Aufschluss darüber, ob sie ausreichend aktiviert sind, um mit dem Thema zu arbeiten. Konkret kann nach der Belastung wie folgt gefragt werden:

> »Wenn Sie jetzt im Körper hinspüren, wie stark erleben Sie die emotionale Belastung zwischen 0 und 10 – wenn 0 nichts repräsentiert und 10 sehr stark ist?«

Brainspotting verwendet kein Behandlungsprotokoll während der Sitzung. Stattdessen vertrauen die Behandler:innen während des Prozesses darauf, dass das Gehirn des Gegenübers die Kapazität hat und verarbeiten kann, was der Brainspot in ihm aktiviert. Auf dieses bereits erwähnte *Ungewissheitsprinzip* wird später noch näher eingegangen.

2.2.3 Körperempfindungen

Im Brainspotting gehen wir davon aus, dass alles, was im Gehirn abgespeichert ist, auch im Körper verzeichnet ist, und umgekehrt. Dies ist für das Brainspotting essenziell, weshalb der Körper intensiv in die Behandlung miteinbezogen wird. Wenn wir unsere Klient:innen bitten, über ihre Symptome oder ihre Belastung zu sprechen, fehlen ihnen oft die Worte. Aber eine Belastung im Körper können die meisten beschreiben, etwa einen Druck im Kopf oder in der Brust, ein Magenflattern oder Ähnliches.

Es gibt allerdings auch jene Klient:innen, die gar nichts spüren. Dies kann auf eine Erstarrung hinweisen – also darauf, dass ihr Gehirn sie so vor den Empfindungen schützt, dass sie empfindungsunfähig sind. Diesen Klient:innen erklären wir zunächst die Schutzfunktion des Gehirns. Dann kann zum Beispiel mit dem Pointer der Punkt gesucht werden, an dem sie »noch weniger als gar nichts« spüren. Dieser lässt sich beispielsweise so herausfinden:

> »Lassen Sie uns schauen, wo der Punkt ist, bei dem Sie sich am allermeisten schützen wollen, also *noch weniger* als gar nichts spüren.«

Nicht zu spüren kann aber auch eine Ablehnung gegenüber der Methode als solcher oder der Behandlung an sich bedeuten. Dann ist es wichtig, noch mehr (Beziehungs-)Vorarbeit zu leisten, um den Klient:innen die Sicherheit zu geben, die sie brauchen, damit sie sich einlassen können.

Brainspotting hat durch das Einbeziehen des Körpers den enormen Vorteil, dass man die Geschichte des Klienten nicht kennen muss, um Heilung anzustoßen.

2.2.4 BioLaterale Musik

David Grand integrierte bereits Ende der 1990er-Jahre Psychoanalyse, EMDR und Somatic Experiencing (SE)® in etwas, das er *Natural Flow EMDR* nannte. Die therapeutische Methode, die auf diesen drei Ansätzen aufbaute, unterstützte er bald schon mit Sound-Effekten, der sogenannten *bilateralen Musik (BioLateral)*. Es handelt sich um Tonaufnahmen, bei denen die Musik zwischen dem linken und dem rechten Lautsprecher hin- und herpendelt. Die Grundidee dabei ist, die Gehirnaktivitäten links und rechts abwechselnd zu aktivieren.

> »BIO-laterale Musik wurde von Dr. David Grand, dem Erfinder von Brainspotting (BSP), entwickelt und wird als Teil der Brainspotting-Therapie eingesetzt. Die Besonderheit daran ist, dass die Lautstärke im linken Ohr zunimmt und dann abnimmt, bevor die Lautstärke im rechten Ohr langsam zunimmt und dann abnimmt, sozusagen sanft zwischen der linken und rechten Gehirnhälfte hin- und herschaukelt. Die Musik ist dafür gedacht, über Kopfhörer mit einer sehr geringen, fast nicht wahrnehmbaren Lautstärke abgespielt zu werden. Viele Menschen empfinden es als beruhigend, während es gleichzeitig den Zugang zum Mittelhirn für eine tiefere Verarbeitung ermöglicht« (Randolph 2020, Übers.: M. B.).

Gehirnscans mithilfe der Positronen-Emissions-Tomografie (PET) geben Hinweise darauf, dass bei emotional belastenden Themen die Geschwindigkeit des Blutflusses in der linken Gehirnhälfte sinkt. Folglich wird angenommen, dass die linke Gehirnhälfte ihre Aktivität reduziert, wenn es um Belastendes geht. Durch den Wechselmodus der bilateralen Musik wird die linke Hälfte trotz ihres »Fluchtversuchs« aktiviert und kann den Verarbeitungsprozess mitmachen.

David Grand hatte schon länger daran getüftelt, wie er diesen Effekt der bilateralen Aufnahmen nutzen und das Ergebnis in angenehme Musik transformieren könnte. Im Unterschied zu anderer Musik sind seine Aufnahmen im Übergang fließend.

Die ersten Aufnahmen machte er mithilfe des Sängers der Metalband *Biohazard,* den er auf einem Flug nach L. A. kennengelernt hatte. Als Dank dafür bezeichnete David Grand die ursprünglich »bilateralen« Geräusche, aus denen später angenehme Musik wurde, dann als »BioLateral«.

2.2.5 Aktivierungs- versus Ressourcenzugang

Generell gibt es im Brainspotting zwei Zugänge: entweder über die *Aktivierung,* die uns *direkt zum Symptom oder zur Belastung* hinschauen lässt, oder über die *Ressourcen,* bei denen ein emotionales oder körperliches Stärkegefühl gesucht wird, aus dem heraus man dann entscheidet, ob man aus der Ressource zur Belastung weitergehen kann oder fürs Erste dort bleibt.

Der Aktivierungszugang

Unter Aktivierung versteht man im Brainspotting, mit Klient:innen zur Belastung hinzuschauen und in das damit verbundene Gefühl einzusteigen. Dieser Zugang kann bei vielen Klient:innen eingesetzt werden. Nachdem die Belastung verarbeitet wurde, wird die dabei entstehende Erleichterung zur Ressource. Intensive Ressourcenarbeit, *bevor* wir uns an das traumatische Erlebnis wagen, ist deshalb oft nicht notwendig. Klient:innen beschreiben es als sehr erleichternd und befreiend, dass sie die Belastungen »offen auf den Tisch legen dürfen«. In dem Wissen, dass die Fachperson den Verarbeitungsprozess mitträgt, können sie Dinge, die sie vielleicht ein Leben lang als Belastung mit sich herumgetragen haben, so integrieren, dass diese nicht mehr so heftig bis gar nicht mehr spürbar ist.

Das Schöne an der Arbeit mit der Aktivierung ist, dass sich die Belastung – unsere diesbezügliche Beobachtung wird unterstützt durch die Messungen mit der SUD-Skala sowie die Beschreibungen der Klient:innen – gut in etwas Neutrales, wenn nicht sogar in eine Erleichterung verwandeln kann.

Der Ressourcenzugang

Die Suche nach Ressourcen kann für sich allein oder in Kombination mit der Aktivierung eingesetzt werden und ist für Klient:innen gedacht, bei denen eine zusätzliche Stabilisierung als wichtig erachtet wird. Die eingangs beschriebene Übung war z. B. eine einfache Ressourcenübung. Brainspotting bietet damit die Möglichkeit, auch einmal »Urlaub« vom therapeutischen Belastungsalltag zu nehmen und gemeinsam mit den Klient:innen in einer Ressourcenstunde aufzutanken.

Es ist auch möglich, entweder über eine gefundene Ressource zu einer Belastung hinzuschauen oder zu einem Verarbeitungsprozess einen Ressourcenpunkt und damit ein positives Gefühl dazuzustellen. Hier arbeiten wir dann mit einem zweiten Brainspot für die Ressource.

Brainspotting kann auch dazu dienen, ein Ressourcengefühl intensiv zu festigen. Damit wird in den Klient:innen ein Gefühl von Resilienz erweckt. In der Fachsprache wird das *Potenzialerweiterung* genannt. Es ist durchaus auch für uns in der Rolle als Behandler:innen gewinnbringend, den Klient:innen eine »schöne« Stunde zu schenken. Aus Erfahrung wissen wir, dass viele Betroffene gerade aus diesem ressourcenreichen Gefühl die Kraft ziehen, wieder zur Belastung schauen zu können.

2.2.6 Äußeres Fenster, inneres Fenster, Gazespotting

Als drei Grundtechniken des Brainspotting haben sich Schritt für Schritt entwickelt: das *äußere Fenster*, das *innere Fenster* und das *Gazespotting*.

Äußeres Fenster

David Grand hatte mit der Eiskunstläuferin die Technik des sogenannten *äußeren Fensters* angewandt. Symbolisch lässt sich dies damit vergleichen, von außen in ein Haus zu blicken und wahrzunehmen, was dort passiert. Beim Brainspotting mit dem äußeren Fenster beobachten wir als Behandler:innen unsere Klient:innen und ihre reflexartigen Reaktionen, während wir mit dem Pointer langsam das Gesichtsfeld »abscannen«. Dabei können wir eine Vielzahl an Reflexen wie Augenblinzeln, Gesichtsbewegungen, Bewegungen der Augenbrauen, Bewegungen des Innenauges, Erstarren der Augen, Atemreaktionen, Husten usw. beobachten. Hier braucht es kein bewusstes Gewahrwerden oder aktives Zutun der Klient:innen.

Inneres Fenster

Beim *inneren Fenster* arbeiten Behandler:innen und Klient:innen zusammen, um gemeinsam den Brainspot zu finden. Dabei wird u. a. die Region der stärksten körperlichen Aktivierung oder emotionalen Belastung herangezogen. Es wird gemeinsam entschieden, wo der Brainspot ist, an dem die Klient:innen dem Thema am nächsten sind, aber auch gemessen daran, was sie sich in dieser Sitzung zutrauen.

Gazespotting

Relativ bald wurden die Behandler:innen darauf aufmerksam, dass Klient:innen häufig schon während der Schilderung ihres Anliegens in eine bestimmte Richtung starrten. In Österreich nennen wir diesen Blick ins Leere »ins Narrenkastl schauen«, im Brainspotting bezeichnen wir es als *Gazespotting*. Wir können in diesem Fall entweder den Blick der Klient:innen auffangen oder wir suchen gemeinsam einen Gazespot. Bei Ersterem beobachten Behandler:innen am Gegenüber, dass die Person immer wieder einen bestimmten Punkt ins Auge fasst, erwähnen dies und ermuntern, weiter dort hinzuschauen. Dies kann z. B. mit dem Satz geschehen: »Ich merke, Ihr Blick wandert immer wieder nach links unten. Können Sie sich merken, wo Sie hinschauen? Ich habe die Erfahrung gemacht, dass das helfen kann, Dinge besser zu spüren, wenn wir darüber reden, während Sie den Blick auf diesem Punkt halten?« Gemeinsam einen Gazespot zu suchen, bedeutet für die Behandler:innen, dass sie ihre Klient:innen anleiten zu spüren, wo sie hinschauen müssten, damit die Symptomatik im Behandlungsfeld am intensivsten wahrgenommen wird. Diese natürliche Art des Brainspotting ist eine wertvolle Ressource unseres Gehirns. Sie kann besonders gut in Krisensituationen eingesetzt werden und auch dort, wo der Pointer nicht ins Behandlungssetting passt.

2.2.7 Die Kraft der »Flexibilität und des Anpassens«

Brainspotting ist eine Methode ohne Behandlungsprotokoll und fungiert unter dem Leitsatz: »Behandler:innen folgen den jeweiligen Klient:innen im Schweif des Kometen.« Es ist meist unklar, wo der Prozess hinführt *(Ungewissheitsprinzip)*. Dieser sehr offene Ansatz erlaubt eine Haltung von hoher Flexibilität und starkem Vertrauen. So kann es auch sein, dass zwar ein Spot gefunden wird, die Klient:innen jedoch nicht unentwegt darauf schauen und sie dennoch einen guten Prozess erleben. Die Aufgabe der Therapeut:innen ist es dann nicht, sie darauf hinzuweisen, sondern mit ihnen in ihrer Art der Verarbeitung »mitzugehen«. Der Pointer wird dabei allerdings weiterhin auf dem Brainspot gehalten, weil Klient:innen erfahrungsgemäß auf diesen zurückkommen. Dieser offene Zugang wird von den Behandler:innen als Herausforderung und gleichzeitig als große Stärke des Verfahrens empfunden.

2.3 Der Verarbeitungsprozess

Als *Verarbeitungsprozess* wird der Moment bezeichnet, wenn ein Brainspot gefunden wurde, ein Körpergefühl wahrgenommen wird und die Klient:innen durch das Hinschauen in eine tiefe Verarbeitung gelangen (zu den Wirkhypothesen des Brainspotting vgl. Abschn. 2.1.2). Das Halten des Pointers ist symbolisch dem »Halten des Verarbeitungsprozesses« gleichzusetzen. Wir nehmen an, dass das Fixieren des Punktes Schutzblockaden löst und die Klient:innen so zu dem hinspüren können, was die Blockade ursprünglich ausgelöst hat.

Die stützende Haltung der Therapeut:innen erlaubt den Behandelten, ihren Gefühlen freien Lauf zu lassen. Häufig treten dann auch körperliche Reaktionen auf.

»Einen Verarbeitungsprozess zu halten« kann auch bedeuten, über einen längeren Zeitraum nichts zu sagen, um den Gedankenfluss der Klient:innen nicht zu stören. Dafür gibt es im Englischen die Abkürzung »WAIT« (**W**hy **A**m **I** **T**alking?, dt.: Warum spreche ich?), die Steve Sawyer, ein Brainspotting-Trainer, geprägt hat. Es impliziert, dass die Behandler:innen mit ihrer Aufmerksamkeit ganz bei ihren Klient:innen sind und bereit, deren Transformation am Brainspot mitzuerleben und nötigenfalls zu tragen. Die Therapeut:in beobachtet die internen Verarbeitungsprozesse in einem Zustand der »fokussierten Aktivierung« *(fokussierte Achtsamkeit)*.

Nach den Momenten des Schweigens beginnen die Klient:innen häufig von sich aus, über belastende Lebensereignisse oder Gefühle zu sprechen. Interessant dabei ist, dass sie bisweilen von einer bestimmten Symptomatik ausgehen, später aber erkennen, mit welch anderem Ereignis diese in Verbindung steht. Es ist deshalb spannend, weil ihnen diese Verknüpfung meistens nicht bewusst gewesen ist.

Einen Verarbeitungsprozess so zu erlauben, dass die tiefsten Gefühle von Klient:innen aktiviert werden können, ist einerseits eine Herausforderung, weil man als Behandler:in nie weiß, wohin die Reise führt und wie holprig der Weg wird. Andererseits ist es auch eine große Chance, weil der offene Rahmen den Klient:innen genau die zielgerichtete Reise ermöglicht, welche sie dorthin führt, wo das Symptom eventuell seinen Ursprung hatte.

Frau L. kam mit über 70 Jahren zu mir in die Praxis. Mitgebracht hatte sie die Frage, ob sie an ihrem impulsiven Verhalten arbeiten könnte. In ihrem Alltag sah das beispielsweise so aus: Ihre erwachsene Tochter fragte beim Essen nach Salz und sie antwortete sofort schnippisch und sich verteidigend: »Ich hab doch genug Salz reingegeben.« Kognitiv weiß sie, dass sie oftmals vorschnell und impulsiv reagiert, dennoch ist es ihr bislang nicht gelungen, dieses Verhalten zu stoppen, da es wie ein Reflex kommt.

Wir suchten zu dieser Symptomatik einen Brainspot und schon während des Erzählens spürte Frau L. ein flaues Gefühl im Magen mit einem SUD-Wert von 7. Wir konnten einen Punkt auf der x-Achse lokalisieren, an dem das Gefühl besonders intensiv war. Nach längerem Schweigen und Schauen auf den Punkt berichtete sie mir, über sich selbst erstaunt: »Ich erzähl Ihnen jetzt etwas, an das ich schon ewig nicht mehr gedacht hab. Als ich ein kleines Mädchen war, aufgewachsen bei liebevollen Eltern, war die Zeit nach der Geburt meines jüngeren Bruders sehr schwierig für meine Eltern. Eines Nachts bin ich aufgewacht und wollte wie früher auch zu ihnen ins Ehebett kriechen. Meine Mutter saß gerade das Baby versorgend dort und mein Vater unterstützte sie. Zu mir meinte er dann: ›Das schaffen wir gerade nicht, du musst heute alleine schlafen.‹« Die Klientin konnte auf dem Brainspot den ganzen Schmerz, den sie als Kind erlebt hatte, nachfühlen. Auch ihr Schuldgefühl, das sie aufgrund ihrer Impulsivität anderen gegenüber hatte, konnte sie benennen. Im Verarbeitungsprozess erkannte sie, dass sie sich im Hier und Jetzt nicht mehr verteidigen muss.

Ein paar Wochen danach rief sie mich an und berichtete, dass sich ihre Impulsivität komplett gelöst habe.

Diese Fallgeschichte zeigt, wie der Brainspot und das therapeutische Schweigen zu einem sehr tiefen frühkindlichen Erlebnis geführt haben, das die Klientin sonst niemals kognitiv mit ihrem Symptom, der Impulsivität, in Verbindung gebracht hätte. Dieses Schweigen bedeutet für uns Therapeut:innen, in der Ungewissheit auszuharren und den Klient:innen zu vertrauen, dass sie einen Zugang zu einer schrittweisen oder vollständigen Lösung ihrer Symptomatik finden. Wir halten uns zurück – auf jeden Fall so lange, bis wir das Gefühl haben, der Prozess könnte stagnieren (um dann im Sinne von »WAIT« noch ein bisschen zu warten und das Nichtwissen ein klein wenig länger auszuhalten).

Ein Verarbeitungsprozess kann, je nachdem, was der Rahmen erlaubt, kurz (wenige Minuten) oder lang (ein bis drei Einheiten) dauern. Dies hängt vom Setting genauso ab wie von der Belastung der Klient:innen sowie der inneren Bereitschaft von Klient:innen und Fachpersonen.

2.4 Der Abschluss einer Brainspotting-Sitzung

2.4.1 »Merk-Male« finden

Meistens finden die Klient:innen nach einem Verarbeitungsprozess selber zu einem Wohlgefühl. Diesen positiven Eindruck festigen wir als Behandler:innen, indem wir z. B. fragen: »Wenn Sie dieses gute Gefühl mitnehmen können, wie schaut dann Ihr Leben aus?«

Die Antwort auf diese Frage kann uns in einer weiteren Sitzung helfen herauszufinden, wie sehr die Belastung verarbeitet wurde und was davon ins Leben mitgenommen werden konnte. In Folgestunden können wir daran anknüpfen und neue Behandlungsinhalte festlegen. Schön ist es auch, dieses stärkende Gefühl wieder anzusprechen und erneut zu aktivieren.

2.4.2 Die »Zitrone auspressen«

Der finale Schritt einer Brainspotting-Sitzung ist das sogenannte *Zitroneauspressen.* Mit dieser Technik soll überprüft werden, ob noch eine Restbelastung aus dem Ursprungsthema vorhanden ist. In der Praxis heißt das, sobald die Klient:innen ein angenehmes Gefühl haben, leiten wir sie an, erneut nach innen zu gehen, und bitten sie, abermals zur Eingangsaktivierung hinzuspüren. Dies bedeutet, noch einmal zum Ausgangsbild der Belastung zu schauen.

Die Therapeut:innen können eventuell eine kreative Idee dazu einfließen lassen, um herauszufinden, wie die Klient:innen darauf reagieren. So könnte etwa das Kind in der oben beschriebenen Szene sagen: »Mama, können wir da noch etwas Salz reingeben?«

Die Klient:innen erkennen dann, ob und wie viel sie loslassen konnten. Es kommt aber auch vor, dass sich ein neuer Prozess auftut oder dieser noch ein Stückchen weiter in die Tiefe geht. So wird ebenfalls deutlich, ob sich noch Themen für weitere Sitzungen zeigen.

Am Schluss wird das Gefühl der Entlastung weiter gefestigt. Hier können die Behandler:innen für sich entscheiden, welche Frage sie im Moment für passend halten. Möglich sind Fragen nach inneren Bildern, Sprüchen, Musikstücken etc.:

- »Fällt Ihnen zu diesem guten Gefühl vielleicht ein inneres Bild ein?«
- »Mit welchem Geruch können Sie dieses gute Gefühl verbinden?«
- »Wenn Sie dieses gute Gefühl mitnehmen können, welcher Spruch fällt Ihnen dazu spontan ein?«
- »Wenn Sie dieses gute Gefühl mitnehmen können, welches Musikstück oder Lied drückt dies am besten aus?«

Was ich an dieser Stelle mit Ihnen, geschätzte Leser:innen, teilen möchte, ist die Idee, solche wertvollen Gedanken, inneren Bilder, Sätze etc., die am Ende einer Sitzung empfunden werden, in einem Büchlein festzuhalten. Mein eigenes ist mittlerweile sehr umfangreich und ich blätter zuweilen gern darin. Da lese ich Sätze wie: »Bis jetzt hatte ich das Gefühl, ich hätte einen Dorn in der Haut, und den haben wir gerade gezogen« oder »Oben am Ozean ist es stürmisch, das Wasser kräuselt sich, aber in der Tiefe ist die Ruhe«. Für mich sind diese Sätze wie kleine, imaginäre Geschenke meiner Klient:innen.

2.5 Ein Versuch, den Brainspotting-Prozess visuell darzustellen

Eines Tages fand ich in meinem Briefkasten eine Postkarte, die ein Haus zeigte, das, von Luftballons getragen, über tiefes Wasser schwebte. In Zeiten der elektronischen Kommunikation freue ich mich über einen analogen Gruß natürlich ganz besonders. Die Karte kam von einer Klientenfamilie mit den Worten: »Liebe Frau Baumann, vielen Dank, dass Sie uns die Leichtigkeit zurückgegeben haben und uns halfen, so viele hilfreiche Erkenntnisse zu finden.« Ich stellte die Postkarte auf meinen Schreibtisch und dachte mit Freude an eine intensive und erfolgreiche Behandlungszeit zurück.

Wenig später wurde ich gebeten, einen Vortrag über Brainspotting zu halten. Die Karte inspirierte mich, mir vorzustellen, wie der Brainspotting-Verarbeitungsprozess visualisiert werden könnte, und ich fertigte eine Abbildung dazu an (vgl. Abb. 2). Diese Darstellung darf als

Orientierung im therapeutischen Prozess verstanden werden, da, wie bereits erwähnt, Brainspotting ohne vorgegebenen Ablaufplan arbeitet (vgl. Abschn. 2.2.7). Die Visualisierung soll natürlich keineswegs die Freiheit der Therapeut:innen einschränken, die Methode nach ihrem Verständnis und ihren Erfahrungen anzuwenden. Die Abbildung mit der detaillierten Erklärung zu den einzelnen Punkten kann wie ein Leitfaden herangezogen werden.

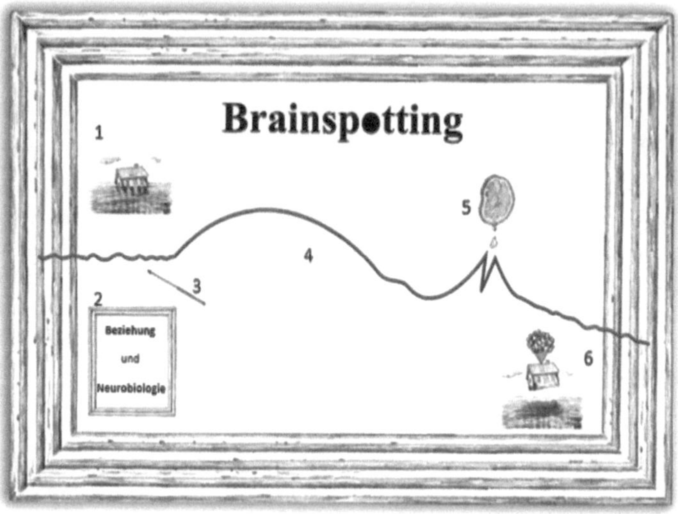

Abb. 2: Visuelle Darstellung eines Brainspotting-Verarbeitungsprozesses

Zur Abbildung: Wir treffen die Klient:innen, mit denen wir arbeiten, weil etwas in ihrem Leben nicht gut läuft. Das (1) »sinkende Haus« auf der linken Seite des Bildes stellt die Symptomatik der Betroffenen dar. (2) Die Aufgabe der Therapeut:innen ist es von Beginn an, eine Beziehung, die von Vertrauen und Präsenz geprägt ist, zu schaffen. Mit diesem Beziehungsangebot und der neurobiologischen Ausrichtung öffnet sich ein weites Feld für therapeutische Möglichkeiten. Wir »setzen den doppelten Rahmen«. Innerhalb dieses Rahmens erfahren unsere Klient:innen, dass jedes Gefühl, jede Körperempfindung willkommen ist und von uns (mit)gehalten wird. Der gesetzte doppelte Rahmen ist unerlässliche Grundlage und bietet Sicherheit während des Verarbeitungsprozesses. Mit dem (3) Pointer wird das Suchen und Finden eines Brainspots dargestellt. (Bei jüngeren Klient:innen nehmen wir gerne statt des Pointers ein Stofftier, eine Fingerpuppe, Post-its oder jede andere kreative Unterstützung.) Der Brainspot wird entweder durch Beobachtung (äußeres Fenster), gemeinsam mit den Klient:innen (inneres Fenster) oder auch ohne Pointer durch den sogenannten »Blick ins Leere« (Gazespot) spontan gefunden. Dieser kann durch ein aktivierendes oder ressourcenorientiertes Gefühl bemerkt werden. Dabei folgen wir den Klient:innen immer nach dem *Prinzip der Ungewissheit*, bildlich beschrieben, im »Schweif des Kometen«. Wir halten diese Verbindung zu unseren Klient:innen, fragen nach ihren Körpergefühlen, während sie posttraumatische Erfahrungen, emotionale Verletzungen oder aktuelle Schwierigkeiten verarbeiten können. In Abbildung 2 wird diese Phase als (4) Welle oder Bogenform dargestellt, die in jedem Prozess einen anderen Verlauf haben kann. Oftmals unterstützen wir diesen Prozess mit BioLateraler Musik. Als Behandler:innen sind wir immer wieder überrascht, wie viel in Bewegung gerät, ohne intervenieren zu müssen. Lediglich durch unsere Präsenz, durch Abwarten und das Vertrauen in unser Gegenüber passiert sehr viel.

Schließlich kommen wir zu der Phase, für die wir im Brainspotting gerne den Begriff (5) »die Zitrone auspressen« verwenden. Er steht für die Überprüfung, wie viel von der Klientin bereits verarbeitet wurde oder ob noch eine Restbelastung besteht. Dies kann durch Nachfragen oder Beobachten geschehen. Gegebenenfalls kann ein weiterer Prozess durchgeführt werden. Wenn ein Abschluss gefunden wird, ist (6) »das Haus gerettet« und wir arbeiten daran, dieses integrierte neue Gefühl zu stärken und in die Zukunft der Klient:in zu übertragen.

Abbildung 2 dient als visueller Überblick, wie eine Brainspotting-Sitzung aussehen kann, und darf beim Lesen dieses Buches immer wieder zur Orientierung unterstützend herangezogen werden.

2.6 FAQs zur praktischen Anwendung von Brainspotting

In diesem Abschnitt finden Sie Antworten zu Fragen, die in meinen Fortbildungen und Seminaren häufig gestellt werden. Alle Fragen beziehen sich auf die praktische Anwendung von Brainspotting. Es ist wichtig zu erwähnen, dass die Antworten und Vorschläge lediglich Richtlinien sind, wie Inhalte angesprochen werden könnten. Hierbei wird die Sprache der Autorin beispielhaft zitiert. Brainspotting ist eine offene Methode und es wird empfohlen, dass jede Behandlerin ihre authentische Ausdrucksweise verwendet und so die natürliche Beziehung zwischen Klientin und Behandlerin gestärkt wird.

Wie kann ich erklären, was ein Brainspot ist und was beim Brainspotting geschieht?

Als Brainspot wird ein Punkt bezeichnet, der über Augenpositionen belastungsrelevante Gedächtnisinhalte in tieferen Gehirnstrukturen aufdeckt. An einem Brainspot treffen belastende Emotionen, (starke) körperliche Reaktionen und visuelle Wahrnehmung aufeinander. Diese können durch »Hinschauen« und »Hinspüren« aktiviert und verarbeitet werden. Wir gehen davon aus, dass ein Brainspot Hirnaktivitäten durch die Aktivierung von Gedächtnisinhalten und Körpergefühlen in Verbindung mit einer bestimmten Blickrichtung anregt.

Was passiert beim Brainspotting im Gehirn?

Beim Brainspotting werden Verbindungen vom Auge in das Sehzentrum, das im hintersten Teil des Großhirns liegt, aktiviert. Durch das Betrachten eines Punktes können – sowohl physiologisch als auch emotional – Erinnerungen reaktiviert werden, die oftmals nicht mehr oder noch nicht bewusst waren. Erneutes »Hinschauen in einem sicheren Rahmen« scheint alte Blockaden zu lösen und dabei zu helfen, Belastendes zu integrieren.

Welche Rolle spielt im Brainspotting der *doppelte Rahmen*?

Brainspotting stellt den Klient:innen einen »doppelten Rahmen« zur Verfügung, der sowohl auf Beziehungs- als auch auf neurobiologischer Ebene wirkt. Auf der Beziehungsebene machen wir unseren Klient:innen ein Beziehungsangebot, auf der neurobiologischen Ebene nehmen wir sie in ihrer Körpersprache wahr und vertrauen auf die Aktivitäten im Gehirn. So wird unsere Beziehung zu den Klient:innen durch fokussierte Achtsamkeit und neurobiologische »Einschwingung« getragen. Brainspotting ist so gesehen eine *Gehirn und Körper verbindende Beziehungstherapie*.

Welche grundlegenden Herangehensweisen lassen sich im Brainspotting unterscheiden?

Neben der Möglichkeit der direkten Aktivierung bietet Brainspotting die Möglichkeit, sich zunächst auf eine Ressource zu beziehen. Bereits die Erlaubnis »hinzuschauen« stellt eine Ressource dar mit der Möglichkeit der Integration. Die drei grundlegenden verwendeten Techniken dazu wirken über das sogenannte »äußere Fenster«, das »innere Fenster« oder über »Gazespotting«:

- *Äußeres Fenster*: Die Behandlerin entscheidet entlang der x-Achse mit dem Pointer, wo die Arbeit mit dem Klienten stattfinden soll.
- Beim *inneren Fenster* wird der Brainspot gemeinsam mit dem Klienten zunächst auf der x-Achse gesucht und anschließend auf der y-Achse präzisiert.
- Das *Gazespotting* – der Blick ins Leere – findet ohne Pointer statt und lässt den Klienten den Punkt selbst finden. Es kann auch ein unwillkürlicher Blick ins Leere »aufgefangen« werden.

Alle beschriebenen Techniken können sowohl über ein belastendes als auch ein gutes Gefühl (eine Ressource) ausgeführt werden. In fortgeschrittenen Seminaren werden noch weitere Zugänge gelehrt, die aber alle auf den beschriebenen Grundlagen aufbauen.

Wie sitzen Klient:in und Therapeut:in während einer Brainspotting-Sitzung zueinander im Raum?

Beim Brainspotting sitzen wir unseren Klient:innen unmittelbar gegenüber, sodass die Klient:innen mit ihren Augen dem Pointer gut folgen können und die persönliche Beziehung durch diese Sitzposition intensiviert wird.

Was ist ein Pointer und welche Pointer benötigen wir beim Brainspotting?

Pointer sind Zeigestöcke mit Teleskopfunktion, die z. B. bei einer Präsentation oder in der Schule an einer Wandtafel verwendet werden. Sie sind im Handel günstig zu erwerben. Für Alternativen zum Pointer sind Ihrer Kreativität keine Grenzen gesetzt, solange man damit einen Brainspot suchen und »halten« kann.

Wie führt man den Pointer?

Den Pointer führen wir waagrecht von einer zur anderen Seite entlang der x-Achse, und zwar entweder von links nach rechts oder von rechts nach links. Dabei machen wir keine Wischbewegung, sondern bewegen unseren Arm von der einen zur anderen Seite. Es ist nicht wichtig, wie weit außen wir anfangen. Ist der Punkt gefunden, empfiehlt es sich, eine angenehme Position zu finden, um den Verarbeitungsprozess nicht nur ausdauernd, sondern auch für einen selber angenehm halten zu können. Hierbei kann der Pointer zum Beispiel in seiner Länge angepasst und abgestützt werden.

Wie schnell bewegt man den Pointer?

Wir bewegen den Pointer sehr langsam. In der Langsamkeit erkennen wir mehr und unser Gegenüber kommt schneller in die Tiefe. Zum Suchen und Finden eines Brainspots lassen wir uns Zeit!

Warum sollte die Spitze des Pointers farbig sein? Und wie bekommen wir ihn farbig?

Es ist wichtig, dass unsere Klient:innen die Pointerspitze gut sehen können. Einer weißen Pointerspitze vor einer weißen Wand mit den Augen zu folgen ist für die Augen sehr anstrengend. Dementsprechend sollte die Pointerspitze an die räumlichen Gegebenheiten angepasst werden. Die Pointerspitze können wir mit Nagellack bemalen (Nagellack hält länger als Malfarben) oder beispielsweise mithilfe eines Post-its, eines Gummibandes, eines Fingerpüppchens, eines Stofftieres, das auf der Pointerspitze befestigt wird, kreativ gestalten. Wenn Sie Gegenstände auf die Pointerspitze setzen, sollten diese stabil festgemacht sein und nicht wackeln.

Dürfen die Klient:innen bei der Brainspotsuche nur die Augen oder auch den Kopf drehen?

Beides ist möglich, da neben dem aktiven Sehen auch die Orientierung eine wesentliche Rolle spielt.

Geht Brainspotting auch mit Brille oder ist es besser ohne?

Es geht beides. Fragen Sie Ihre Klient:innen, womit sie sich besser fühlen.

Kann Brainspotting auch bei Menschen mit Sehbeeinträchtigung angewandt werden?

Die »Hinorientierung«, von der wir beim Brainspotting sprechen, hat einen ähnlichen Effekt wie das »Hinschauen«. Daher können auch Blinde oder Menschen mit Sehbehinderung durch Brainspotting behandelt werden.

Welche Fragen könnten sich eignen, um einen Brainspot zu suchen? Und welche Rolle spielen dabei der enge und der weite Rahmen?

Beim Suchen eines Brainspots können wir den Rahmen eng oder weit abstecken. Den *weiteren Rahmen* setzen wir dort, wo wir uns als Therapeut:innen sicher fühlen, dass unsere Klient:innen »hinschauen« können. Dazu bieten sich Fragen und Sätze an wie:

- »Lassen Sie uns schauen, an welchem Punkt Sie am meisten spüren.«
- »Lassen Sie uns schauen, an welchem dieser Punkte Sie dem Thema am nächsten sind.«
- »An welchem dieser Punkte glauben Sie, dass Sie am meisten verarbeiten können?«
- »Wo ist denn die Aktivierung am größten?«
- »An welchem dieser Punkte ist Ihr Körpergefühl am intensivsten?«

Den *engen Rahmen* setzen wir dann, wenn wir als Behandler:innen das Gefühl haben, dass ein vorsichtiges Hinschauen angemessen wäre. Beim Setzen des engen Rahmens passen zum Beispiel Fragen wie:

- »An welchem dieser Punkte können Sie *heute* am besten am Thema arbeiten?«
- »Passt es, dass wir da *heute* hinschauen?«
- »Arbeiten wir heute nur mit einem *kleinen Teil* und heben wir uns das andere für ein anderes Mal auf. Gibt es *einen Teil*, mit dem wir *heute* arbeiten können?«
- »Lassen Sie uns schauen, ob und wo es für Sie möglich ist, *heute* hinzuschauen.«
- »Lassen Sie uns *heute* an einem Ressourcengefühl arbeiten; vielleicht erlaubt es uns, ein bisschen hinzuschauen.«

Wir unterscheiden zwischen Ressourcen- und Aktivierungspunkten. Fangen wir immer damit an, einen Ressourcenpunkt zu suchen?

Nein. Hier wird erneut auf den persönlichen Behandlungsstil verwiesen und darauf, dass sich auch die Behandler:innen gut in ihrer Arbeit fühlen sollen. Manchmal verwenden wir den Ressourcenpunkt, damit wir uns in der Arbeit als Therapeut:in sicherer fühlen.

Die Erfahrung zeigt allerdings, dass ganz viele Klient:innen dankbar sind, wenn mit der Aktivierung begonnen wird und sie hinschauen dürfen, da die Themen oft lange nicht gezeigt wurden oder gesehen werden durften. So kann die Belastung zur Ressource oder zumindest zu einem neutralen Gefühl werden.

Wie erkenne ich bei der Brainspotsuche, ob es sich um einen Brainspot handelt oder nur um normales Zwinkern?

Bei der Brainspotsuche schauen wir auf die reflektorischen Antworten des Körpers. Man kann gut zwischen reflektorischem Augenzucken und alltäglichem Zwinkern unterscheiden. Reflektorisch bedeutet unkontrolliert – wie zum Beispiel das Zusammenzucken, wenn man ein lautes Geräusch hört. Die Offenheit nachzufragen ist immer da. So zum Beispiel:

- »Spüren Sie da was?«
- »Wie geht es Ihnen an dieser Stelle?«
- »Zeigt sich da was?«
- »Und wie ist es hier?«
- »Wenn Sie ein Blinzeln oder eine andere Körperreaktion als bedeutsam ansehen, dann sagen Sie es bitte.«
- »Lassen Sie uns noch mal da schauen.«

Was kann ich tun, wenn anscheinend beim Punktsuchen kein aktivierter Brainspot gefunden wird oder die Klient:innen ihre Aufmerksamkeit nicht halten können?

Eine Grundlage für gutes Arbeiten ist die Beziehung. Diese erlaubt auch, Unsicherheiten ganz natürlich anzusprechen. Sie könnten in einem solchen Fall zum Beispiel nachfragen, wie sich die Klient:in schützen könnte, wenn sie Bedenken oder Ängste hat.

Wichtig ist: Das Punktsuchen per se ist schon Teil des Verarbeitungsprozesses!

- *Wenn sich kein Punkt finden lässt, können wir darauf hinweisen und beruhigen oder ermuntern:* »Sie können nichts falsch machen, ich schau Ihnen einfach zu«, »Sie machen das richtig gut«, »Wie ist es für Sie, wenn Sie hier keine Erfahrung machen?«, »Ist es für Sie okay, wenn wir noch mal durchgehen? Lassen Sie uns schauen, wo wir den relevanten Punkt finden«.

- *Wenn Klient:innen mit den Augen immer wieder wegrutschen:* »Dahin kommen wir gleich noch, erlauben Sie uns, bis zum Ende zu gehen.«
- *Wenn sich die Klient:innen nicht konzentrieren können:* »Schauen wir mal, wo Sie es am meisten spüren: mehr auf Ihrer rechten Seite oder Ihrer linken Seite oder in der Mitte?« Dann gehen wir nur diesen Bereich mit dem Pointer durch.
- Auch »Nichtspüren« kann ein Brainspot sein. *Wenn die Klient:innen nichts spüren, suchen wir den Punkt, wo die Klient:innen am wenigsten spüren, wo sie am meisten in der Starre sind:* »Gibt es einen Punkt, wo Sie noch weniger als gar nichts spüren?« An diesem Punkt warten wir ab: »Es ist total okay, Sie dürfen jetzt nichts spüren. Lassen Sie uns einfach mal dort hinschauen.«

Wie hält man den Pointer, wenn ein Brainspot gefunden ist?
Den Pointer halten wir so, dass uns die Haltung selbst angenehm ist. Wir achten also darauf, dass wir gemütlich sitzen, vor allem, wenn der Verarbeitungsprozess länger dauert. Dazu können wir z. B. unseren Ellenbogen auf unserem Oberschenkel oder der Armlehne unseres Stuhls ablegen. Wir können uns leicht bewegen und auch die Hand darf getauscht werden. Dabei sollten wir vorher schauen, wohin der Pointer gezeigt hat und die Pointerspitze nach dem Umgreifen wieder an diese Position führen.

Wie können Anweisungen während des Verarbeitungsprozesses lauten?
Lassen Sie Ihren Klient:innen Zeit und fragen Sie immer wieder mal nach:

- »Ich lasse Sie mal etwas hinschauen und wir schauen dann, wo es uns hinführt. Sie können nichts falsch machen, ich bin ganz bei Ihnen.«
- »Wo sind Sie jetzt gerade?«
- »Bleiben Sie einfach dran, Sie machen das ganz großartig.«
- »Was passiert gerade?«
- »Lassen Sie sich ruhig noch etwas Zeit und schauen Sie, wie der Körper reagiert.«
- »Sie machen das ganz richtig.«
- »Wir schauen hin, wir halten den Verarbeitungsprozess.«

- »Was zeigt sich gerade?«
- »Ich würde Ihnen gerne noch einmal ein paar Minuten geben.«
- »Schauen Sie doch noch etwas zu dem Pointer. Was passiert da?«
- »Wie hoch ist denn Ihre Belastung/Anspannung jetzt?« (SUD überprüfen)

Was können wir tun, wenn Klient:innen aus dem Prozess aussteigen möchten?

Erneut geht es darum anzusprechen, was sich anbietet:

- »Wenn Sie wieder auf den Pointer schauen, wie geht es Ihnen jetzt?«
- »Lassen Sie mich wissen, wenn Sie einen Ressourcenpunkt brauchen.«
- »Können wir Ihr großes Thema aufteilen und nur zu einem kleineren Anteil hinschauen?«
- »Halten Sie es noch aus, weiter hinzuschauen?«
- »Was haben wir denn bisher erreicht – können wir dazu ein inneres Bild finden? ... Trauen Sie sich mit diesem Bild im Kopf, doch noch ein bisschen hinzuschauen?«
- »Wenn wir Resümee ziehen, wie weit sind wir dann bisher gekommen? Hat sich ein Thema für unsere nächste Sitzung gezeigt?«

Was ist mit *Zitrone auspressen* genau gemeint?

Wenn wir in unserem Alltagsleben eine Zitrone auspressen und sehen »Hoppala, da ist noch ganz viel Saft drin«, dann schauen wir, ob wir sie wirklich gut genug ausgepresst haben oder ob noch etwas Saft kommt, wenn wir es erneut versuchen. Wenn wir nun also in einem Verarbeitungsprozess sind und das Gegenüber gut gearbeitet hat, wir zum Abschluss auch ein gutes Gefühl aktivieren konnten, schauen wir noch mal, bevor wir dieses letzte gute Gefühl ganz festigen, ob noch eine Restbelastung vorhanden ist. Wir schauen sozusagen »die Zitrone« gut an, ob wir noch etwas herausholen können. Wir gehen im Brainspotting noch einmal zum Anfangsthema zurück und fragen: »Wenn Sie jetzt an das Eingangsthema denken, was passiert?«

Man kann sich beim Zitroneauspressen durchaus auch Situationen einfallen lassen, die unterstützen, wie zum Beispiel: »Wenn die

Person (um die es ging) jetzt bei der Türe reinkäme, was würden Sie spüren?« etc. Hier ist der Kreativität keine Grenze gesetzt.

Was tun, wenn die Zeit in einer Sitzung nicht mehr reicht?
Wenn die Therapiestunde allmählich zu Ende geht, der Verarbeitungsprozess aber noch nicht abgeschlossen ist, können Sie Folgendes sagen:

- »So viel Zeit haben wir heute noch, schauen wir doch mal, wo wir in dieser Zeit noch hinkommen.«
- »Heben wir uns das Thema fürs nächste Mal auf und schauen wir, wie Sie heute gut rausgehen können.«
- »Da haben wir jetzt einiges Arbeitsmaterial erarbeitet, damit können wir dann das nächste Mal wieder einsteigen.«
- »Unsere Zeit neigt sich dem Ende zu, was haben Sie denn aus dem Verarbeitungsprozess bisher mitgenommen?«
- »Können wir festigen, was wir bisher erreicht haben?«

Wie sieht der Ablauf einer Brainspotting-Sitzung mit innerem und äußerem Fenster beispielhaft aus?

1) Zu Beginn: Wählen Sie eine Belastung.
2) Überprüfen Sie die Aktivierung: SUD-Skalierung von 0 (keine Belastung) bis 10 (höchste Belastung).
3) Lokalisieren Sie die Aktivierung im Körper: »Wo ist dieses Gefühl am stärksten?«
    a) *Äußeres Fenster*: Lokalisieren Sie durch langsame horizontale Augenbewegung auf der x-Achse die Reflexreaktionen in den Augen, dem Körper oder im Gesicht.
    b) *Inneres Fenster*: Finden Sie gemeinsam mit Ihren Klient:innen die höchste Aktivierung entlang der horizontalen x-Achse. Suchen Sie dann die noch höhere Aktivierung auf der y-Achse, indem Sie den Pointer nach oben und unten bewegen, und bestimmen Sie auf diese Weise den Brainspot.
4) Beginnen Sie den Verarbeitungsprozess mit fokussierter Achtsamkeit durch Beobachten, Halten und Intervenieren.
5) Gehen Sie zurück zum Beginn, überprüfen Sie Veränderungen mittels der SUD-Skala.
6) Pressen Sie die Zitrone aus: Ist noch eine Restbelastung vorhanden?

7) Zum Abschluss dürfen Sie das neu erworbene Gefühl festigen: Suchen Sie ein Bild, ein Musikstück, einen Geruch, einen Satz für das angenehme Körpergefühl, z. B.: »Fällt Ihnen zu diesem guten Gefühl vielleicht ein inneres Bild ein?« oder »Wenn Sie dieses gute Gefühl mitnehmen können, welcher Spruch fällt Ihnen dazu spontan ein?«.

Wann arbeiten wir mit dem Gazespot?

Ein Gazespot – der Blick ins Leere – ist, was auch für die Nutzung des »inneren« wie des »äußeren Fensters« gilt, sowohl als *Aktivierungspunkt* wie auch als *Ressourcenpunkt* anwendbar.

Oftmals schafft ein Gazespot intuitiv eine »Insel der Sicherheit« und sorgt für flashbackfreie Momente. Er kann eine wertvolle Ressource unseres Gehirns sein und lässt sich neben dem klassischen Arbeiten besonders gut in Krisensituationen einsetzen. Und auch dort, wo der Pointer nicht ins Behandlungssetting passt. Ein Gazespot macht es oft leichter, von der Ressource in die Belastung schauen zu können.

Wie können wir einen Gazespot identifizieren und wie arbeiten wir damit weiter?

Ein Gazespot – der Blick ins Leere – kann entweder »aufgefangen« oder angeleitet werden.

1) Finden Sie einen Gazespot:
   a) *Fangen Sie einen Gazespot auf*: Bemerken Sie, wenn Klient:innen unbewusst länger auf einen bestimmten Punkt schauen, während sie über eine aktivierte Belastung sprechen. Machen Sie die Klient:innen aufmerksam darauf, dass sie auf einen bestimmten Punkt schauen: »Ich merke, Sie schauen immer da hin. Wie geht es Ihnen dabei?«
   b) *Lassen Sie einen Gazespot bewusst suchen*: »Wo hier im Raum müssen Sie hinschauen, dass Sie sich wohlfühlen?« oder »Wenn Sie hier durch den Raum schauen, wo spüren Sie diese Ressource am meisten?«.
2) Ermutigen Sie die Klient:innen, weiterhin auf den Gazespot zu schauen, um den Verarbeitungsprozess zu beginnen.
3) Lassen Sie Ihre Klient:innen am Gazespot weiter verarbeiten und geben Sie ihnen die dafür notwendige Zeit. Hierbei dürfen die Klient:innen durchaus einmal nichts sagen und einfach nur spüren, was der Körper spricht.

4) Auf diese Weise initiieren Sie am Gazespot einen Verarbeitungsprozess. Dieser kann bis zur völligen Auflösung der Belastung durchgeführt werden. Dies wird durch Zurückgehen zum Anfang und erneutes Fragen nach der Belastung sowie mithilfe der SUD-Skalierung überprüft.

Gibt es auch Klient:innen, die nicht mit Brainspotting behandelt werden sollten?

In den Seminaren wird sehr genau unterrichtet, wie man den Rahmen enger gestalten kann, um die Methode sicher anzuwenden. Man kann zum Beispiel nur mit einem kleinen Teil des Themas arbeiten oder eine Ressource dazunehmen. Es wird immer so gearbeitet, dass sich die Behandler:innen im Arbeiten sicher fühlen. Gelingt das, gibt es aus der Perspektive der Autorin keine Kontraindikationen.

Ist Brainspotting mit anderen Therapieverfahren kompatibel?

Ja, Brainspotting lässt sich als Methode in unterschiedliche Therapieverfahren erfolgreich integrieren. Es hilft, im Therapieprozess aus dem »Denken« und »reinen Reden« auszusteigen und hinzuspüren: »Schauen Sie einfach mal auf den Punkt! Was passiert da? Wie geht es Ihnen damit?« Während des Schauens »ins Leere« findet eine natürliche Art von Brainspotting statt, die therapeutisch genutzt werden kann. Themen und Anliegen, die sich so zeigen, lassen sich dann weiter bearbeiten.

Funktioniert Brainspotting auch online?

Ja, Brainspotting funktioniert auch in einer virtuellen Sitzung sehr gut. Achten Sie bitte darauf, dass der Pointer für Ihr Gegenüber gut sichtbar ist. Empfehlenswert ist, dass Sie auf Ihrem Bildschirm beide Bildansichten (Klient:in und Therapeut:in) sichtbar machen, um sich während der Arbeit mit dem Pointer selbst zu kontrollieren. Die Klient:innen hingegen sollten nur Sie sehen und nicht sich selbst.

2.7 Überleitung zum Hauptteil

Bisher wurden die Grundlagen von Brainspotting beschrieben, wie sie auch in der Arbeit mit Erwachsenen angewendet werden können.

Der nun folgende praktische Hauptteil des Buches zeigt auf, wie bei Kindern und Jugendlichen sowie jüngeren inneren Anteilen mit

Brainspotting gearbeitet werden kann. Dieser Teil stellt dar, dass es sich beim Brainspotting um eine »offene Methode« handelt, die – wie Sie bereits gelesen haben – in jedes Arbeiten integriert werden kann.

Alles, was Sie hier erfahren, kann auch bei erwachsenen Klient:innen angewendet werden. Besonders die kreativen Zugänge werden sehr gerne von jeder Altersgruppe angenommen.

In diesem Sinne wünsche ich Ihnen viel Freude beim Lesen des Hauptteiles. Vielleicht erwacht dabei ja ein jüngerer und kreativer innerer Anteil in Ihnen, der anschließend bei der Arbeit mit belasteten Menschen jeden Alters Freude bringt.

Teil II: Brainspotting mit Kindern und Jugendlichen

3 Brainspotting mit Kindern und Jugendlichen

In den Brainspotting-Trainings wird anfänglich oft die Frage gestellt, ob dies auch mit Kindern und Jugendlichen funktioniere. Erinnern Sie sich noch, wie alt die Wettkampf-Eiskunstläuferin war, als Brainspotting in ihrer Sitzung entdeckt wurde? Sie war ein junges Mädchen, gerade einmal 16 Jahre alt!

Wir machen seit Jahren die Erfahrung, dass Brainspotting eine effektive Technik ist, wenn wir mit Kindern und Jugendlichen psychotherapeutisch arbeiten (vgl. Baumann u. Jacobi 2017; Baumann a. Jacobi 2018; Sulek 2020). Gerade mit Kindern können Verarbeitungsprozesse höchst kreativ verlaufen. Wir können zusammen fantasievolle Geschichten erfinden und mit Zeichnungen, Imagination, Rollenspielen und vielem mehr eine spielerische Annäherung an schmerzhafte Erfahrungen ermöglichen.

Die folgenden drei Dialoge geben Ihnen einen ersten Einblick, wie Brainspotting mit Kindern verschiedener Altersgruppen ablaufen kann. In allen drei Fallbeispielen finden Sie die Verbindung von Symptom, Körpergefühl und einem Brainspot im visuellen Feld.

Fallbeispiel 1: Ann, 2,5 Jahre

ICH Oh, du Arme. Kannst du nachts nicht schlafen?

ANN *(Blickt zu Boden und nickt)*

ICH Weißt du, ich kann mich daran erinnern, dass ich als Kind auch immer mitten in der Nacht ins Bett meiner Eltern kuscheln gehen wollte.

ANN *(Sieht mich mit großen Augen an und steckt den Daumen in den Mund)*

ICH Schau mal, wen ich hier habe! Darf ich dir Benny, den Schlafbären, vorstellen?

ANN *(Nickt)* Ja *(mit einem zaghaften Lächeln)*.

ICH Benny ist nachts immer so ängstlich. Er liegt in seinem Bett und dreht sich hin und her, kann aber nicht schlafen.

ANN *(Zweifelnd)* Wirklich?

Ich Ja. Hast du eine Idee, wo sein Bett hier stehen könnte? Vielleicht kannst du ihm ja helfen.

Ann *(Zeigt auf meine rechte Seite. Lutscht noch fester am Daumen)*

Ich Hier?

Ann Hmm.

Ich Gut – hier? Wollen wir ein »Bett« für den Bären bereiten? Magst du vielleicht mitmachen? Glaubst du, wir schaffen es, ihm zu helfen, damit er besser schläft?

Ann *(Fröhliches Nicken)*

Ich Wo in seinem Körper spürt Benny sein »Hin-und-Herdrehen«, wenn er schlafen will?

Ann *(Zeigt auf den Kopf)*

Ich Ah.

Ann *(Beginnt sanft, den Bären an seinem Kopf zu berühren, während dieser sie ansieht)*

Ann nimmt den Daumen aus dem Mund und es gelingt mir, sie (am Brainspot – dem Platz, an dem sie am meisten spürt) in ein Rollenspiel zu verwickeln, in dem der Bär »geheilt« wird. Während des Spiels drückt sie mit ein paar Worten und ihrer Körpersprache aus, was Benny in seinem Körper und emotional empfindet. Sie greift sich zum Beispiel an den Kopf, streichelt Benny, tröstet ihn und ist ihm eine liebevolle »Bärenmama«.

Fallbeispiel 2: Billy, 7 Jahre

Billy Kannst du wirklich meine Albträume und Wutanfälle wegmachen?

Ich Tut mir leid, aber das kann ich nicht.

Billy Aber mein Vater hat mir gesagt, du kannst es.

Ich Nun, lass mich dir und deinem Vater sagen, dass ich das nicht möchte, selbst wenn ich könnte. Was würde passieren, wenn du dich nicht mehr wehren könntest, obwohl es wichtig wäre? Was wäre, wenn dein Gehirn nicht mehr aufpassen würde, ob du in Sicherheit bist?

Billy Aha! Es ist also nicht schlecht, dass ich wütend bin? Aber ich mag meine Albträume nicht!

ICH Schau, weder deine Albträume noch deine vulkanartigen Wutausbrüche sind im Moment notwendig. Aber es ist gut, sie zu haben, falls du sie brauchst. Was ich mir für dich wünsche, ist, dass du keine Wutanfälle und Albträume haben musst, wenn alles in Ordnung ist. Dazu könnte ich deine Augen als Helfer brauchen.

BILLY Meine Augen?

ICH Ja. Sozusagen. Deine Augen sind so nah an deinem Gehirn. Indem wir sie als Helfer mit einbeziehen, können wir dein Gehirn dabei unterstützen, den Unterschied zwischen Sicherheit und Gefahr zu spüren.

BILLY Warte, warte, warte! Meine Augen sind hier – was müssen sie tun?

ICH Nun, lass uns nachdenken, wie du dich fühlst, wenn du aggressiv bist oder Albträume hast.

BILLY Ich hasse mich selbst. Mir wird heiß und dann explodiere ich, und nachts zittere ich.

ICH Also, während du mir das so erzählst, kannst du einmal diesem kleinen Bären *(Fingerpuppe auf einem Zeigestab)* nachschauen? Der Bär fühlt sich genau wie du. Schauen wir mal, wo er es am meisten fühlt.

Ich bewege den Bären auf dem Zeigestab von meiner linken Seite auf die rechte Seite.

BILLY Uh, oh. Hier bekomme ich dieses Vulkangefühl – mein Magen wird verrückt.

ICH Weißt du was, ich denke das ist der Ort, an dem uns deine Augen helfen können. Schau doch mal ein bisschen auf den kleinen Bären und lass uns sehen, was mit ihm und seinem Vulkangefühl in seinem Magen passiert!

Der 7-jährige Billy kann an dieser Stelle seine emotionalen Verletzungen beschreiben und was er dabei spürt. Eine erste Integration findet statt.

Fallbeispiel 3: Carl, 13 Jahre

CARL ... und während der Prüfung kann ich mich nicht erinnern, was ich vorher gelernt habe und was ich schon perfekt wusste. Ich sitze völlig blockiert da, zittere und bin voller Panik.

Ich Oje, da bist du vollkommen verzweifelt, dein Körper zittert sogar und dir fällt nichts mehr ein.

Carl Ja, und ich weiß nicht, wie ich da herauskomme.

Ich Nun, schauen wir mal. Ich habe eine spezielle Methode namens Brainspotting gelernt. Es könnte einen Versuch wert sein. Damit kann man das, was im Körper passiert, zum Beispiel das Zittern und die Gefühle, verbinden und eventuell etwas verändern.

Carl Aha – was muss ich dafür tun?

Ich Es klingt vielleicht komisch. Ich benutze einen Zeigestab und möchte, dass du diesem Punkt nachsiehst. Schau mal, das ist der Pointer und da oben ist die farbige Spitze, der du dann nachschaust. Aber lass mich erst wissen, was du im Körper spürst, wenn wir über die Prüfungssituation sprechen?

Carl Irgendwie seltsam – ich mag es nicht, darüber zu reden. Ich schäme mich, weil ich nie so war. Ich fühle mich hilflos, ich hasse es einfach.

Ich Kannst du mir sagen, wo in deinem Körper diese Hilflosigkeit wohnt?

Carl Nun, das ist seltsam, aber ich glaube, sie sitzt in meiner Brust. Mir wird dort richtig heiß.

Ich Okay, jetzt schau mal die Spitze dieses Pointers an, wann spürst du es am meisten? Wenn ich den Pointer rechts halte, in der Mitte oder ganz links?

Ich demonstriere dies mit dem Zeigestab.

Carl Zu meiner Rechten, da drüben ist es wirklich heiß.

Ich Gut, lass mich genau sehen, wo …

Nachdem der Brainspot gefunden wurde, konnte bei Carl ein Integrationsprozess stattfinden.

In allen drei Beschreibungen erhalten Sie einen ersten Eindruck davon, wie Brainspotting angewendet werden kann. Auch wenn diese Dialoge wie klassische Therapiesituationen erscheinen, ist Brainspotting darin gut eingebettet.

Seit Anna Freud (1895–1982) gibt es Psychotherapie für Kinder, angepasst an Entwicklungsalter und -stadium. Seit der Entdeckung von Brainspotting wurden viele Kinder auf diesem Wege behandelt. Brainspotting war bei ihnen nicht nur wirksam, diese Kinder wurden auch aktiv eingeladen, bei der eigenen therapeutischen Rahmensetzung kreativ mitzumachen. Inzwischen sind eine Vielzahl an Therapeut:innen, die mit Kindern zusammenarbeiten, weltweit in Brainspotting ausgebildet worden. Im Zuge des Erfahrungsaustauschs wurden, unabhängig vom Ort oder der Sprache der Klient:innen, Gemeinsamkeiten bei der Konzeptualisierung und der Anwendung von Brainspotting mit Kindern festgestellt. Dieses Buch ist ein Versuch, die Lernerfahrungen, die wir mit dieser Altersgruppe machen durften, mit Ihnen zu teilen.

4 Vom Anfang bis zum Beenden einer Brainspotting-Sitzung mit Kindern und Jugendlichen

> »Ein fünfjähriges Kind, das aufgrund des mütterlichen Verhaltens untröstlich ist, kann Schwierigkeiten haben, eine Verbindung zwischen seiner Mutter und seinem Schmerz herzustellen, und doch ist sein Schmerz real und beeinflusst sein Leben dramatisch. Die Wurzeln seines Schmerzes werden nicht verstanden und sind dem Kind in diesem Sinne nicht bewusst ... Ich würde sagen, dass die Schmerzen aus Bereichen des Gehirns kommen, die sich außerhalb des Bewusstseins befinden« (Schiffer 1999; Übers.: M. B.).

Die Abschnitte dieses Kapitels sind im Aufbau vergleichbar mit den Abschnitten von Kapitel 2. Sie können zurückblättern, nachlesen und somit eine Verbindung zwischen der allgemeinen Erklärung von Brainspotting und der hier dargestellten Arbeit mit Kindern und Jugendlichen herstellen.

4.1 Der Beginn

> Als ich die Tür eines Kinderheims in Paraguay öffne, rennt ein kleines Mädchen, etwa 5 Jahre alt, auf mich zu und begrüßt mich freudig. Ich hebe sie hoch und umarme sie. Sie sieht mich an und fragt: »Kannst du heute Brainspotting mit mir machen, bitte? (Das Mädchen hatte zuvor schon öfters bei Behandlungen zugesehen, da der allgemeine Behandlungsraum eine ruhige Ecke im Hof war.) Ich halte sie fest, blicke sie an und frage: »Jetzt? Sofort?« Wenige Augenblicke später sitze ich mit ihr auf dem Boden. Ein Grashalm dient spontan als Zeigestab und wir sprechen über ihre Gefühle.

Brainspotting mit Kindern und Jugendlichen beginnt nicht erst, wenn wir den Zeigestab in der Hand halten. Es beginnt, sobald wir mit dem Kind oder Jugendlichen, der Familie oder den Bezugspersonen in Kontakt kommen. Bereits beim ersten Treffen oder schon beim Ausmachen des Termins räumen wir Zweifel und Ängste bezüglich des Brainspotting-Prozesses aus. Die Art, wie wir zuhören, wie wir sprechen und Fragen stellen, ermöglicht eine vertrauensvolle therapeutische Beziehung, die in der Arbeit mit emotional verletzten Kindern besonders wichtig ist.

Wo auch immer wir die Behandlung durchführen, der erste Kontakt mit dem betroffenen Kind ist äußerst wertvoll. Eine Möglichkeit, die Verbundenheit auszudrücken, ist, einander auf körperlicher und emotionaler Augenhöhe zu begegnen. Sich auf die Körpergröße des Gegenübers zu begeben, zum Beispiel in die Hocke zu gehen, ein Kind hochzuheben (sofern es die Kultur erlaubt) oder zum großen Jugendlichen hinaufzuschauen, verschafft »Augenhöhe«. Ins Gesicht zu schauen und auszudrücken, dass wir gerne bei ihm sind, obwohl in seinem Leben irgendetwas nicht funktioniert, das vertieft die Beziehung. Die Herausforderung besteht darin, die Neugier des Kindes auf uns und auf den Heilungsprozess zu wecken. Authentizität hilft, die Verbindung zwischen den jungen Klient:innen und der Therapeutin zu stärken.

Zuzuhören und herauszufinden, was die Probleme der jungen Menschen sind, öffnet die Türen für Brainspotting. Die Botschaft, dass alle Reaktionen, die Kinder und Jugendliche zeigen, wichtig und berechtigt sind, bringt uns auf emotionale Augenhöhe. Unsere Gehirne sind sehr klug! Sie stimmen nicht einfach zu, brav, gehorsam, gefügig zu sein. Unsere Gehirne wissen von Anfang an, dass sie verteidigen oder schützen können. Dies könnte man einem Kind folgendermaßen erklären: »Was auch immer dein Symptom ist (dabei zum Beispiel Aggression, Schüchternheit etc. benennen), wie auch immer du reagierst, es ist eine gute und wertvolle Reaktion. Sie ist vielleicht nicht im Gleichgewicht mit den übrigen Reaktionsmöglichkeiten ... also lass uns deinem Gehirn helfen, die Reaktion nur dann zu verwenden, wenn es sie wirklich benötigt.«

Die meisten jungen Menschen mit Traumasymptomen haben kaum die Erfahrung gemacht, dass ihre Art, wie sie sind und wie sie reagieren, nachvollziehbar ist, bis sie auf einen Traumatherapeuten treffen. Jemand, der nicht versucht, sie zu ändern, sondern ihnen hilft, ihre posttraumatischen Symptome anzuerkennen, zu akzeptieren, diese zu respektieren und zu mögen.

Bei dem Beispiel des kleinen Mädchens im Kinderheim zu Beginn dieses Abschnitts könnte man argumentieren, dass Brainspotting bei dem jungen Mädchen zu schnell eingesetzt wurde. Allerdings hatte sie die Behandlung und ihre Wirkung bereits bei anderen Kindern beobachtet und war dazu bereit. Es bedurfte keiner Erklärung oder

Vorbereitung, da sie den tiefen Wunsch verspürte und klar äußerte, behandelt zu werden. Als ich sie in meinen Armen hielt und sie beobachtete, spürte ich, dass es wichtig war, »es jetzt zu tun«. Dieses Beispiel zeigt, dass es auf der einen Seite Fakten und Wissen über Theorien, Verhaltensweisen und Positionen gibt, über die jede Traumatherapeutin verfügen sollte, dass es aber auf der anderen Seite – und das ist die Essenz einer guten Behandlung – genauso wichtig ist, die Gelegenheit des Augenblicks zu ergreifen, mit all seinen Ungewissheiten!

> Ein 10-jähriger Junge und seine Eltern sitzen in meiner Praxis und hoffen, ihren Sohn von seinen Angstsymptomen befreien zu können. Die Familie will wissen, wie ich diesem Jungen helfen würde. Anhand eines Gehirnmodells erkläre ich auf kindgerechte Weise, was im Gehirn während einer traumatischen Situation geschieht und was während des Brainspotting-Prozesses abläuft. Danach beantworte ich ihre Fragen, um von allen Beteiligten die Erlaubnis für eine Brainspotting-Behandlung zu erhalten. Ein tiefer Verarbeitungsprozess folgt.

> In meiner ersten Therapiesitzung mit der 7-jährigen Maria und ihren Eltern erzählen sie mir, dass sie in Mathematik blockiert sei. Dies sei nicht nur im Unterricht der Fall, wenn sie vor ihren Mitschüler:innen etwas sagen solle, sondern auch, wenn sie zu Hause ihre Hausaufgaben mache. Die Eltern meinen, dass sie von dem Moment an, an dem sie Mathe machen müsse, unglücklich, wütend und enttäuscht sei.
>
> Ich höre ihnen zu und hole spontan ein Stofftier heraus. Ich sage dem kleinen Mädchen, dass dieses Plüschtier genau das gleiche Problem wie sie habe. Ich frage sie, wo es sitzen solle, um uns mitzuteilen, wie es sich anfühlt, sich der Herausforderung von Mathematik zu stellen. Maria zeigt auf meine linke Seite. Ich rücke meinen Stuhl in den von ihr spontan gewählten Brainspot, setze das Tier auf mein Knie und wir beginnen darüber zu sprechen, wie sich das Tier fühlt und was es an Mathematik hasst. Maria weiß es genau, und so starten wir in den ersten zehn Minuten unseres Kennenlernens bereits einen Brainspotting-Prozess.

Diese beiden Beispiele lehren uns die Wichtigkeit, auf jede einzelne Situation individuell zu reagieren. Oft ist es nützlich und sogar notwendig, unsere Arbeitsweise mit Brainspotting zu erklären. Dann gibt es wiederum Situationen – wenn das Kind bereits aktiviert ist und die Situation es erlaubt –, in denen man einfach beginnt, mit Brainspotting zu arbeiten. Eine Erklärung kann in solchen Situationen den Prozess sogar verhindern. Dies geschieht besonders dann, wenn die emotionale Belastung der Klient:innen hoch ist und sie dringend ihre Symptome loswerden möchten. Es liegt an uns als Therapeut:innen, einzuschätzen, ob die Situation »sicher« ist. Wenn dies der Fall ist, sollte der aktiven Verarbeitung an einem Brainspot nichts im Wege stehen.

4.1.1 Brainspotting jungen Menschen erklären

Wie das Gehirn funktioniert

Das Gehirn ist ein einzigartiges, faszinierendes und komplexes Organ, dessen Funktionsweise schwierig zu beschreiben scheint. Welche Hilfsmittel stehen uns im therapeutischen Kontext dafür zur Verfügung?

Die Verwendung eines mehrteiligen Gehirnmodells, das auseinandergenommen werden kann, mag eine große Hilfe sein, um die einzelnen Gehirnregionen sichtbarer oder taktiler zu machen. Ein einfaches Blatt Papier und ein Stift tun es ebenfalls – wenn Sie als Therapeut:in sie nutzen, um die wesentlichen Strukturen aufzuzeichnen. Auch Apps auf dem Smartphone, die das Gehirn anschaulich erklären, können verwendet werden. Dort, wo keine Hilfsmittel vorhanden sind oder eine schnelle Erklärung benötigt wird, können die Hände zu Hilfe genommen werden (vgl. dazu Abb. 3a–e).

Die folgende basale Beschreibung, das möchte ich betonen, ist hypothetisch. Sie soll Alter und Situation unseres Gegenübers angepasst werden. Schlussendlich ist in vielem das Gehirn nach wie vor ein großes Geheimnis.

Wie unser Gehirn funktioniert

In unserem Gehirn sitzt das limbische System genau in der Mitte zwischen dem Neocortex und dem Hirnstamm – im Volksmund auch als »reptilisches Gehirn« bezeichnet (vgl. Abb. G1). Ich nenne es gerne das »emotionale Gehirn«, man kann es mit einer »Bibliothek der Gefühle« vergleichen. Jedes »Buch« darin steht für eine Emotion wie Glück, Traurigkeit, Angst oder Selbstverteidigung. Alle Emotionen, sowohl die, die man mag, als auch die, die man nicht mag, sind dort vorhanden. Es gibt immer eine Aktivierung, auch während wir schlafen. Entspannt zu sein oder Albträume zu haben, bedeutet zu fühlen.

Gefühle haben wir permanent, ob beim Spielen, Lernen, Fernsehen, in einem Konflikt, beim Helfen in der Küche oder beim Wechseln der Autoreifen. Mindestens ein Buch in unserer Gefühlsbibliothek des limbischen Systems ist immer aktiviert.

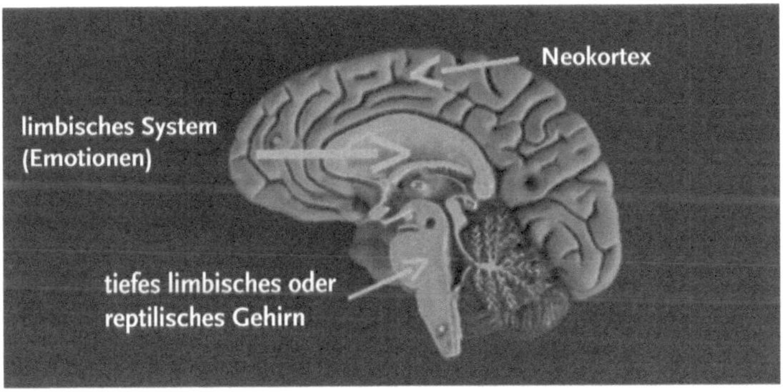

Abb. G1: Der Aufbau des Gehirns (stark vereinfacht)

Manchmal, wenn etwas Unfassbares passiert, will das limbische System (oder die Gefühlsbibliothek) nicht, dass das gefährliche oder bedrohliche Gefühl dort hineingelassen wird. Es könnte ein riesiges Durcheinander anrichten, also hält der »Bibliothekar« es für besser, ihm den Zutritt zu verbieten. Jedes Mal, wenn das Gefühl in der Nähe ist, geht ein Alarm- oder Kontrollsystem los und der Zugang wird verwehrt (vgl. Abb. G2).

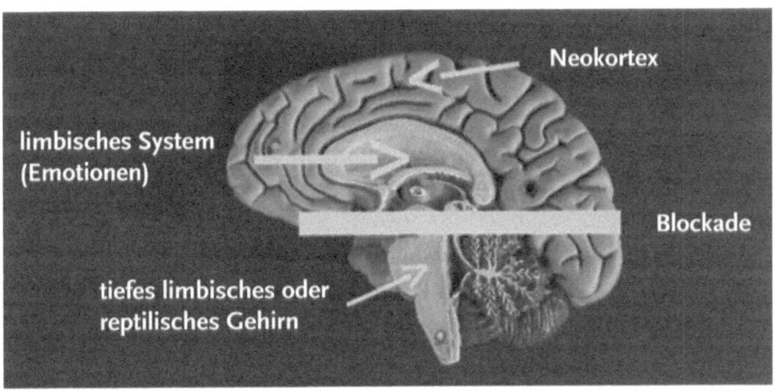

Abb. G2: Das Gehirn blockiert, wenn es Gefahr befürchtet

Was für eine schwierige Situation! Es gibt also dies bedrohliche Gefühl im Gehirn, das nicht dorthin gehen kann, wo es eigentlich hinmöchte, und so beschließt es, sich einen anderen Ort zu suchen. Der einfachste Weg ist, wenn es im Gehirn »weiter nach unten« wandert. Es landet im »reptilischen Gehirn«, dem Überlebenszentrum, oder dem sogenannten »tiefen limbischen Gedächtnis«. In diesem sind zum Beispiel die Reaktionen Flucht, Kampf und Erstarren angesiedelt. Das ist der Ort, von dem der Körper zum Beispiel die Information erhält, mit Herzklopfen, Magenschmerzen, Zittern, Depression, Wut, Aggressivität, Müdigkeit oder Ähnlichem zu reagieren.

Der »Bibliothekar« ist froh darum, dass seine Taktik gut funktioniert hat. Er ist weiterhin aufmerksam und blockiert alle überfordernden Gefühle. So reagieren der Körper und die Gefühlswelt weiterhin so, als würde die Gefahr weitergehen, und Symptome wie zum Beispiel Herzklopfen oder Ängste werden chronisch, da sie der »Bibliothekar« nicht »hineinlässt«. Dabei handelt es sich nicht nur um posttraumatische Störungen, sondern es können auch einfache Verhaltensprobleme, somatische Probleme usw. auftreten.

Unsere Augen können unserem Gehirn helfen zu verstehen. Ich bezeichne sie gerne als »Helden«. Während das Auge Lichtreflexe empfängt, entstehen die Bilder im Sehzentrum am anderen Ende des Gehirns – im Hinterkopf. Das ist wie beim Betreten eines Zimmers: Man bedient einen Lichtschalter an der Wand und eine Lampe im Raum beginnt zu leuchten. Während es für das Licht elektrische Leitungen braucht, hat das Gehirn sensitive Sehbahnen, Muskeln und Nerven, die mithelfen, dass Bilder entstehen. Dies passiert in Millisekunden. Im Brainspotting finden wir nun einen visuellen Punkt, an dem wir unser Problem, unser Symptom oder unser unangenehmes Gefühl gut spüren.

Normalerweise reagiert unser Alarmzentrum dabei. Aber wenn wir jetzt zu diesem Punkt schauen, darf unser Alarmzentrum lernen, dass gerade in diesem Moment nichts Bedrohliches passiert, obwohl das erschütternde Gefühl da ist. Der »Bibliothekar« lernt also, dass aktuell wirklich keine Gefahr besteht. Er kann dann dem bedrohlichen Gefühl erlauben, in die Bibliothek zu kommen, weil es jetzt neutral und nicht mehr so schrecklich ist.

Dadurch wird auch das Gehirn entlastet, es braucht jetzt den Schutzmodus von Kampf, Starre oder Flucht im Zusammenhang mit diesem Gefühl nicht mehr. Das Symptom darf ins Gleichgewicht kommen und muss nicht mehr permanent aktiv sein.

An diesem Punkt frage ich die Kinder: »Was passiert danach wohl mit den früheren Symptomen wie Aggression, Herzklopfen, Bauchschmerzen usw.?« In der Regel verstehen die Kinder, dass die Symptome anschließend nicht mehr oder nicht mehr in der gleichen Stärke zu spüren sein werden.

Als Fallbeispiel stelle ich hier den 7-jährigen Emil vor. Seine Mutter bat mich um Hilfe, da er häufig »in seine eigene Welt« versank. Besonders dann, wenn er etwas leisten sollte. Emils Kulturkreis erlaubt es, dass ich seine Hand nehme und Folgendes beschreibe (vgl. Abb. 3):

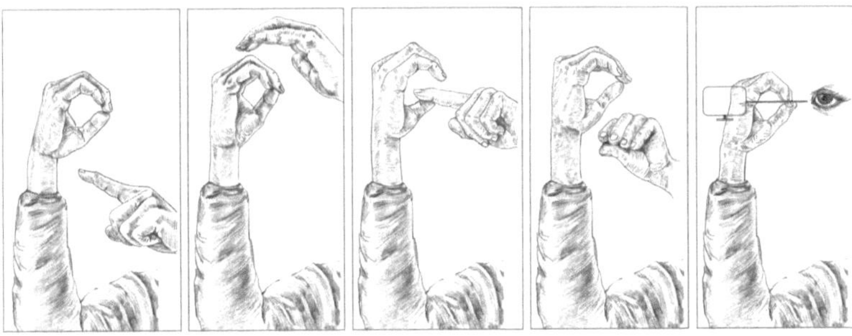

Abb. 3a–e: Wie wir uns die Funktionsweise unseres Gehirns vorstellen könnten

Ich Schau mal, so ungefähr sieht dein Gehirn aus. Es sitzt auf der Wirbelsäule (zeige auf den Unterarm), welche die Verbindung zwischen deinem Gehirn und dem Körper herstellt (vgl. Abb. 3a). Da oben ist unser Planer, der für Ordnung sorgt und uns zum Beispiel rückmeldet, dass wir schlafen gehen sollen, wenn es dunkel wird, oder dass wir nach dem Aufstehen unsere Zähne putzen sollen (vgl. Abb. 3b). In der Mitte (vgl. Abb. 3c) wohnen unsere Gefühle. Sie sind immer da: die, die wir mögen, wie zum Beispiel »glücklich sein«, und auch jene, die wir weniger mögen, wie etwa, wenn wir schlecht gelaunt sind. Und da unten (vgl. Abb. 3d), schon fast am Weg zum Körper, sitzt das Überlebensgehirn, viele sagen auch »reptilisches Gehirn« dazu. Dort arbeitet das Gehirn wie ein Krokodil im Wasser (dargestellt durch die zweite Hand die »schnappen« kann). Es ist immer aufmerksam, beobachtet genau und springt manchmal für uns vollkommen unerwartet in die Höhe, schnappt zu oder geht zum Angriff über. Dieser Teil des Gehirns ist ganz wichtig, wenn das Gefühlszentrum meint, dass alles zu viel sei. Genau dann wird das Überlebenszentrum aktiv und lässt uns zum Beispiel davonlaufen oder böse werden, um uns zu verteidigen, oder auch ganz still werden. So, als wären wir gar nicht da.

Wie wir vorher besprochen haben, könnte es sein, dass dein Überlebensgehirn möchte, dass du »in deine eigene Welt« versinkst, wenn das Gefühlszentrum findet, dass dich die Dinge überfordern.

Emil Bin ich dann gar nicht selbst schuld, wenn ich mich wegträume?

Ich Gute Frage! Ja, ich denke, du bist da nicht schuld. Dein Gehirn hat vielleicht beschlossen, es will das »Zuviel« absolut nicht, und blockiert hier. Dann kannst du eben nur so reagieren. Du kannst mir aber dabei helfen, deinem Gehirn zu zeigen, dass es dies nicht so oft braucht.

Emil Und wie?

Ich Schau, deine Augen sind da vorne, aber Bilder entstehen da hinten (vgl. Abb. 3e). Das ist wie bei einem Computer. Wenn du die Tasten drückst, erscheinen die Buchstaben am Bildschirm. Unsere Augen sind wie die Tasten, der Bildschirm ist aber da hinten. Nun haben wir Verbindungen vom Auge zum Sehzentrum, die wiederum das Gefühlszentrum durchqueren. Wenn wir nun einen Punkt suchen, an dem du das »Wegträumen« am meisten spürst, könnte es sein, dass uns deine Augen helfen, dem Gehirn beizubringen, dass du dich gar nicht so oft unsichtbar zu machen brauchst.

Emil Aha, die Augen können also das Krokodil zähmen?

Ich Das ist eine schöne Beschreibung. Lass mich sagen, sie können dabei helfen, dass das Krokodil besser versteht, wann es zuschnappen muss und wann es sinnlos ist zu attackieren. Dass das Gehirn also diese Blockade nicht mehr braucht.

Emil Okay – und wie geht das jetzt?

Ich Naja, lasse mich einmal wissen, was du in deinem Körper spürst, wenn wir an das »Wegträumen« denken. Nach…

An dieser Stelle beginnt die Brainspotting-Sitzung mit dem 7-jährigen Emil.

Geschichten erzählen

Bevor ich das erste Mal nach Paraguay reiste, wo Spanisch gesprochen wird (meine Muttersprache ist Deutsch), suchte ich nach einer symbolischen Geschichte, um den Jüngeren Brainspotting zu erklären. Das folgende Märchen der Gebrüder Grimm kam mir in den Sinn:

> Es war einmal eine Prinzessin, die mit ihrer goldenen Kugel spielte. Plötzlich fiel die goldene Kugel in einen tiefen Brunnen und sie begann bitterlich zu weinen. Unerwartet tauchte ein hässlicher Frosch aus der Tiefe auf und bot ihr an, die Kugel zurückzubringen. Seine Bedingung war jedoch, dass sie ihn von nun an überall als Spielkameraden mitnehmen und ihn liebevoll behandeln müsse. Die Prinzessin versprach alles, und der Frosch brachte ihr die goldene Kugel aus dem tiefen Brunnen zurück. Überglücklich lief sie nach Hause, hielt ihr Versprechen jedoch nicht ein. Während des Familienessens klopfte der Frosch an die Tür. Die Prinzessin erschrak und erzählte ihrem Vater, was geschehen war. Er riet ihr, liebevoll und respektvoll mit dem Frosch umzugehen, und unterstützte sie dabei. Obwohl sich die Prinzessin sehr vor dem Frosch ekelte, hielt sie sich an den Rat ihres Vaters. Als sie mit dem Frosch in ihrem Spielzimmer war, akzeptierte sie ihn.
>
> In manchen Versionen dieser Geschichte küsste sie den hässlichen Frosch. In anderen Versionen warf sie ihn wütend gegen die Wand. Was auch immer sie tat, der hässliche Frosch erhielt ihre Aufmerksamkeit, die es ihm ermöglichte, sich in den Prinzen zurückzuverwandeln, der er in Wirklichkeit war. So lebten sie glücklich bis an ihr Lebensende. (Nacherzählt nach Grimm u. Grimm 1812, S. 1–5.)

Ich vergleiche dieses Märchen vom Froschkönig gerne mit Brainspotting. Die Prinzessin steht sinnbildlich für unsere Klientin. Sie erhält die Unterstützung ihres Vaters, der für den Therapeuten steht. Durch diese Unterstützung gewinnt die Prinzessin den Mut, sich dem Unangenehmen zu nähern, auch wenn ihr Körper Ekel dabei verspürt. Sie ist in der Lage, sich ihren Körpergefühlen, die mit dem hässlichen Frosch verbunden sind und für das Trauma stehen, zu stellen. Durch die verschiedenen Versionen der Geschichte (küssen oder gegen die Wand werfen) lernen wir, dass die Arbeit mit einem Trauma sowohl emotional belastend als auch sehr entlastend sein kann. Nach der Auseinandersetzung mit der Realität wird der eklige Frosch als weniger eklig empfunden und verwandelt sich in einen Prinzen. Der Aktivierungspunkt wird zu einem Ressourcenpunkt und die Prinzessin (Klientin) ist zutiefst glücklich. – Diese Geschichte weckt die Neugier auf Brainspotting.

Eine andere Möglichkeit, das Märchen während eines Brainspotting-Prozesses zu verwenden, ist, eine Fingerpuppe (Frosch) auf den Zeigestab zu setzen und dem Kind nach dem »Auspressen der Zitrone« die Möglichkeit zu geben, die Fingerpuppe gegen eine andere auszutauschen (Frosch gegen Prinzen).

Eine weitere Möglichkeit, die Geschichte zu verwenden, besteht darin, einen hässlichen Frosch auf eine Seite eines Papiers und einen Prinzen auf die andere Seite des Blattes zu malen. In diesem Fall kann die Zeichnung den Zeigestab ersetzen.

Brainspotting illustriert

Die folgenden drei Illustrationen von Rosanna Dean (vgl. Abb. 4) aus Mark Grixtis Buch *Brainspotting with young people: An adventure into the mind* ermöglichen es, Brainspotting auf fantasievolle Weise zu visualisieren und auf einfache Art und Weise zu erklären (Grixti 2016).

Im ersten Bild (oben) ist der kleine Pandabär übersät von seinen Symptomen. Die Symptome sind chaotisch und bunt um seinen Kopf herum dargestellt, sodass der kleine Panda kaum zu sehen ist.

Im zweiten Bild (Mitte) betrachtet der junge Panda den Bambus und unterhält sich mit dem erwachsenen Pandabären. Dabei treten seine Symptome allmählich in den Hintergrund. Sie sind zwar immer noch da, klingen jedoch ab. Der Panda wird deutlicher sichtbar und seine Symptome werden weniger wichtig.

Im dritten Bild (unten) ist der Panda zu erkennen als das, was er ist. Seine Symptome sind nur noch minimal sichtbar und dienen nur mehr zum Schutz, sollte er diese noch einmal benötigen.

Interesse und die Neugier des Kindes beim Brainspotting wecken

Vielleicht erinnern Sie sich an Ihre Schulzeit, in der Sie bei einer Aufgabe oder einem Test ein schlechtes Ergebnis erzielten. Ist es nicht besonders schlimm, wenn ein Kind als Einziges unter all den anderen Kindern schlecht abschneidet? Weniger bedrückend ist es, wenn fast alle anderen auch schlechte Ergebnisse haben.

Das Teilen von ähnlichen Erfahrungen anderer Kinder (natürlich ohne Namensnennung oder Details), die Brainspotting mit mir gemacht haben und sich danach besser fühlten, ist eine Art zu sagen: »Du bist nicht die Einzige mit diesem Problem und es gibt eine großartige Möglichkeit, dir zu helfen. Bist du neugierig darauf?« Sobald das Kind Interesse zeigt, können Sie Brainspotting auf die von Ihnen gewählte Weise erklären oder sich direkt mit einem Pointer (bzw. einem anderen Hilfsmittel) auf der x-Achse (horizontal) bewegen und es so seine eigenen Körperreaktionen spüren lassen.

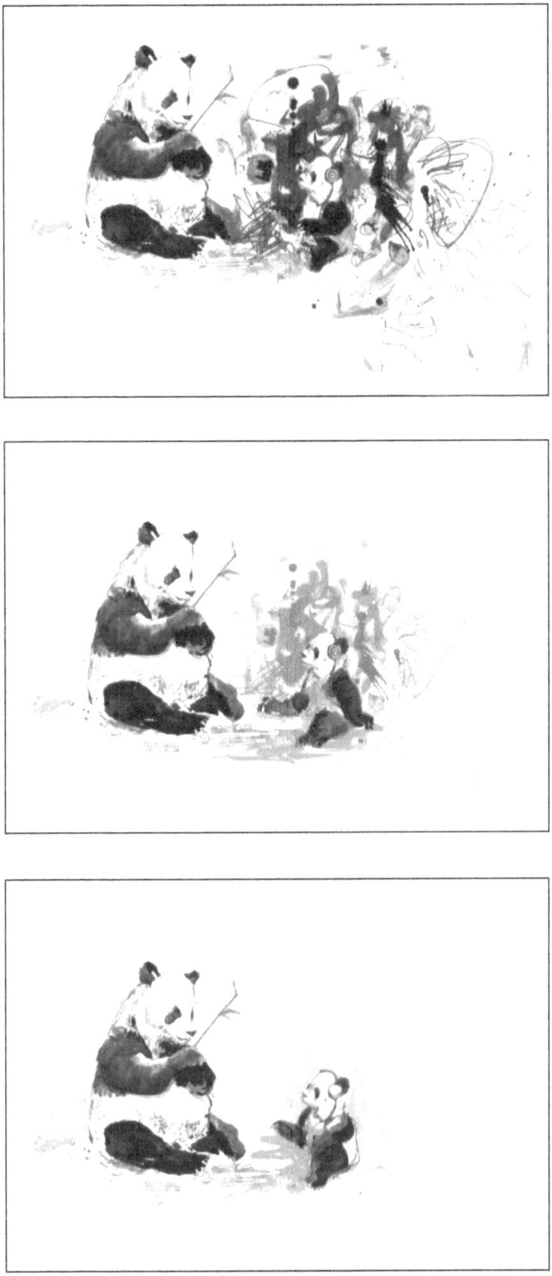

Abb. 4: Brainspotting illustriert von Rosanna Dean (aus: Grixti 2016)

Die angezogene Handbremse als bildliche Erklärung

Eine weitere einfache Form, Brainspotting zu erklären, ist der Vergleich mit einem Auto. Sie und Ihr Klient sind so großartig wie die von Ihnen am meisten geschätzte Automarke. Stellen Sie sich vor, dass dieses fabelhafte Auto mit angezogener Handbremse herumfährt. Während es nach verbranntem Gummi zu riechen beginnt, fährt das Auto mit angezogener Handbremse weiter, ohne auch nur im Entferntesten sein Potenzial auszuschöpfen. Ähnlich sieht das Leben aus, wenn wir unter einer posttraumatischen Belastungsstörung oder anderen Belastungen leiden.

Die Handbremse zu lösen ist eine gute Möglichkeit, um dieses Auto wieder reibungslos zum Funktionieren zu bringen. Auf den Menschen übertragen ist Brainspotting eine der Methoden, die uns helfen kann, ebenfalls wieder in unsere volle Kraft zu kommen, mit gelösten Blockaden und der Nutzung aller unserer Potenziale.

Brainspotting intuitiv integrieren

Die bisher beschriebenen Varianten zur Erklärung der Funktionsweise von Brainspotting werden häufig verwendet, dennoch braucht es nicht immer eine Erklärung. Kinder bieten viele Möglichkeiten, spontan mit Brainspotting zu beginnen. Bleiben Sie bei den Grundlagen, die drei Aspekte Emotion, Körpergefühl und Blickpunkt zu verbinden, und passen Sie diese an Ihr Arbeiten an. Wir lehren in allen Seminaren, wie wesentlich es ist, dem Klienten zu folgen, d. h., »im Schweif des Kometen« zu bleiben.

Im Folgenden finden Sie einige Anregungen, wie Sie einen Brainspotting-Prozess mit Kindern und Jugendlichen spontan integrieren können:

- Beginnen Sie mit dem Erzählen einer Geschichte und lassen Sie das Kind sich mit der Hauptfigur identifizieren. Das Kind darf den emotionalen Teil der Geschichte weitererzählen (gemeinsames Geschichtenerzählen).
- Bieten Sie dem Kind an, den Pointer zu befragen: »Wenn uns dieser Zeigestab sagen könnte, wie du dich fühlst, was würde er dann sagen?«
- Setzen Sie sich auf den Boden und bauen Sie etwas mit Klötzen. Machen Sie einen Bauklotz zu einem Stellvertreter für den Brainspot: »Welcher dieser Klötze würde für deine Angst stehen?«

- Verwenden Sie ein Stofftier als Ersatz für den Zeigestab.
- Weisen Sie darauf hin, dass Sie bemerken, dass die Klientin ihren Blick auf einen bestimmten Punkt im Raum richtet. Fragen Sie: »Was fühlst du, wenn du darauf blickst?«
- Verwenden Sie Malmaterial und ermöglichen Sie dem Klienten, die Gefühle durch Farben zum Ausdruck kommen zu lassen.
- Fragen Sie: »Wenn du das alles im Fernsehen sehen könntest, wo in diesem Raum wäre der Bildschirm, um es am besten zu sehen?«
- Verwenden Sie den Zeigestab als Ziel der Fantasie des Kindes: »Stell dir vor, dein Symptom ist ein Symbol und sitzt auf dem Zeigestab. Wie sieht es aus? Wie fühlst du dich, wenn du es siehst?«

Was tun, wenn Kinder, Familien oder ihr Umfeld die Brainspotting-Behandlung ablehnen?

Eine vertrauensvolle Beziehung zwischen Klient:innen und Behandler:innen ermöglicht in den meisten Fällen einen guten Zugang zu Brainspotting. Manchmal sind wir als Fachleute mit Einzelpersonen, Familien oder einem Umfeld konfrontiert, die sich zum Selbstschutz weigern, Traumaarbeit zu leisten oder ihrem System zu erlauben, etwas zu integrieren, um ihr Leid zu lindern. Sie haben Sorge, die Arbeit könnte ein Symptom verstärken.

Es ist hilfreich, sie für eine Zusammenarbeit zu gewinnen. So können wir zum Beispiel herausfinden, was unsere Klient:innen dazu veranlasst, »Hilfe zu verweigern«. Dies direkt anzusprechen, könnte ein Weg sein, sie zu motivieren. Es wurde oft beobachtet, dass die Verweigerung von Hilfe ein Versuch des Gehirns sein kann, die Person zu schützen, und das »Verweigern« selbst als Symptom im Brainspotting-Prozess verarbeitet werden kann.

Ich erinnere mich an ein junges Mädchen, das wegen Schlaflosigkeit und Angst in meine Praxis kam. Ich bot ihr Brainspotting an, und sie blockte ab. Sie war extrem trotzig. Als ich sie auf diplomatische Weise mit ihrem Verhalten konfrontierte, brach sie in Tränen aus und erzählte mir das Geheimnis eines Freundes, der durch Drogenmissbrauch in Gefahr war. Wir mussten zunächst einen Weg finden, mit dieser Situation umzugehen. Erst als sie einen potenziellen Weg gefunden hatte, ihren Freund zu unterstützen, fühlte sie sich sicher genug, um mit ihren Ängsten sowie mit den damit einhergehenden Schlafstörungen mit Brainspotting zu arbeiten.

Eine anderes Kind kam nach einem Autounfall mit seinen Eltern. Während diese bereit waren, mit ihrem 5-Jährigen das Monotrauma aufzuarbeiten, meinte der Kleine, er möchte nicht dort hinschauen, wo der Bär (Ersatz für den Zeigestab) »Angst vor dem Einschlafen« (Symptom seit dem Autounfall) hat.

Ich fragte ihn, was denn der Bär bräuchte, damit der Bub hinschauen könnte. Er antwortete mir ganz klar: »so was, das sich aufbläst auch in der zweiten Reihe des Autos« und meinte damit einen Airbag am Hintersitz. Wir stellten dem Bären einen Airbag zur Verfügung, indem wir diesem einen Luftballon unter seine Tatzen klemmten. Nun war die Sitzung problemlos möglich.

All die oben beschriebenen Möglichkeiten, die Methode zu erklären bzw. spontan eine Brainspotting-Behandlung zu beginnen, dienen unter anderem dem Beziehungsaufbau. Während dieser »Vorbereitungsarbeit« bekommen wir als Fachkräfte Informationen von unserem Gegenüber. Wir erfahren zum Beispiel, wie stabil unsere Patient:innen sind, ob sie sich in einer aktuellen traumatischen Situation befinden oder ob die Symptomatik vielleicht eine Verhaltensproblematik ist bzw. eine Blockade. Dieses Erkennen, mit wem wir es in welcher Situation zu tun haben, lässt uns entscheiden, auf welche Weise gearbeitet wird. Schauen wir zur Belastung oder versuchen wir eher den Zugang über ein Ressourcengefühl? Wie diese Entscheidung getroffen werden kann, wird im nächsten Abschnitt behandelt.

4.2 Den passenden »haltenden Rahmen« setzen

Um gerüstet zu sein für den weiteren Prozess, setzen wir im Brainspotting einen sogenannten *haltenden Rahmen* ein, der für die Stabilität sorgt, die es dem Klienten erlaubt, eine Belastung zu verarbeiten (vgl. Abschn. 2.1.3). Das ist vergleichbar mit einem Bild, bei dem der Rahmen häufig erst ein strukturierendes Ordnungsprinzip zur Verfügung stellt und die Teile »zusammenhält«. Der haltende Rahmen trägt mit zu einer gelingenden Sitzung bei. Die Rahmung inkludiert unter anderem die Art der Beziehung zwischen Klient:in und Therapeut:in, das Vertrauensverhältnis, die Wahl des Zugangs über Ressource oder Aktivierung, die aufmerksame Beobachtung, die Beachtung der Gegenübertragung etc. Die Rahmensetzung ist dann gelungen, wenn im Gegenüber das Vertrauen vorhanden ist, zu dem Thema »hinzuschauen«, so wie es seitens der Fachperson vorgeschlagen wird.

Wenn die Rahmung also gelingt und wir uns angemessen auf unsere Klient:innen einstimmen, können wir deren physische und emotionale Verfasstheit in der jeweiligen durchlebten Situation beobachten und nachempfinden. Die Verbindung dieser Gefühle und Körperempfindungen mit dem *Brainspot* innerhalb des Blickfeldes ermöglicht dann eine schonende Verarbeitung für die Klient:innen und – langfristig – eine Integration vorangegangener, verletzender Erfahrungen.

Beim Brainspotting bauen wir sogar auf einem *doppelten Rahmen* auf, der einerseits *beziehungsorientiert* und andererseits *neurobiologisch* basiert ist (vgl. Grand 2013). Dabei ist mit den Klient:innen individuell zu entscheiden, wie *eng* oder wie *weit* dieser Rahmen zu stecken ist (vgl. Abschn. 2.1.3). Der Rahmen darf und kann jederzeit an den Verarbeitungsprozess individuell angepasst werden – genauso, wie der Rahmen eines Bildes weiter oder enger gestaltet sein kann.

Für David Grand bewegen wir uns hier sogar in einem »dualen Genesungsrahmen» (vgl. Grand 2013, S. 59 ff.). Das bedeutet nicht nur, dass wir in einer hochwirksamen emotionalen Beziehung zu unseren Klient:innen stehen, sondern auch, dass wir ihre neurobiologischen Prozesse während einer Brainspotting-Behandlung unterstützen. Die beiden, der Beziehungsrahmen (von Therapeut:in und Klient:in) und der neurobiologische Rahmen sollten wie ein »liebevolles Paar« zueinanderstehen. Jeder unterstützt den anderen, um dessen Potenzial zu fördern. Die Berücksichtigung beider bei der Behandlung erfordert ein Höchstmaß an Einstimmung.

Den Verlauf eines Behandlungsprozesses darf man sich in Wellenform vorstellen. Die Wellen können in Form und Verlauf variieren. Verarbeitungsprozesse können intensiver oder leichter, schneller oder langsamer, leiser oder lauter als andere sein. Sie sind individuell und wir wissen nie, was sich auftut. Dem Prinzip der Ungewissheit zu folgen, also nichts zu postulieren, alles zuzulassen, auszuhalten, was kommt, und auf diese Weise den Rahmen zu halten, ist eine vertrauensfördernde Basis und somit eine tragende Ressource, die wir unseren Klient:innen zur Verfügung stellen.

Der Zugang kann über die Ressourcen (eigene Stärken) oder die Aktivierung belastender Lebenserfahrung oder einer Kombination beider gefunden werden. Ziel dabei ist die bestmögliche Verarbeitung unter den gegebenen Umständen.

Die Symptome unserer Klient:innen können mit einem »sinkenden Haus« verglichen werden. Dieses Bild drückt klar die Hoffnungslosigkeit von Kindern in schwierigen Situationen aus. Kinder können sich nicht vorstellen, wie sie »aus dem Wasser«, wie in diesem Bild suggeriert wird, wieder »rauskommen«. Mit dem Auffinden des Brainspots können (junge) Menschen einen inneren Prozess erleben, bei dem sie ihre Gefühle und Empfindungen entweder mittels Körpersprache, Worten oder kreativer Anwendungen zum Ausdruck bringen dürfen. Beim Integrationsprozess emotionaler Verletztheit werden sie immer von ausgebildeten Brainspotting-Fachpersonen begleitet. In Abbildung 2 ist der Verarbeitungsprozess als eine stark ansteigende Welle, die wieder absinkt, dargestellt. Nach der Verarbeitung und dem »Auspressen der Zitrone« wird das Haus gerettet – eine für Kinder typische einfache und klare Darstellung einer glaubhaften Lösung.

Wie sich im Detail die Arbeit mit dem neurobiologischen und dem beziehungsorientierten Rahmen gestaltet, wird in den nächsten beiden Abschnitten erläutert.

4.2.1 Der neurobiologische Rahmen

Wie wir schon früher feststellen konnten, stellen die neurobiologischen Zusammenhänge im Inneren des Gehirns eines jungen Menschen die Basis für die sichtbaren *äußeren* Körperreaktionen dar. Uns interessiert: Was genau will sich zeigen? Was drückt die Körpersprache aus? Die äußere Erscheinung, die Art, wie Kinder und Jugendliche »Hallo« sagen, kombiniert mit unserem Instinkt, geben uns einen ersten Eindruck über deren Entwicklung und Gefühlszustand (vgl. Levine 2007; Siegel 2010; Siegel a. Bryson 2012).

> Ich öffnete die Tür. Ein junger großwüchsiger und schlanker Jugendlicher wartete, um hereingebeten zu werden. Ich schaute ihn an, streckte ihm meine Hand entgegen und sagte: »Hallo«. Der Jugendliche antwortete mit der hohen Stimme eines Fünfjährigen: »Hallo, haben Sie Bauklötze in Ihrer Praxis?« Ich konnte sofort feststellen, dass sich dieser Klient, aus welchem Grund auch immer (Entwicklungsverzögerung, Schockzustand etc.), in einem viel jüngeren Entwicklungsstadium befand. Gleichzeitig konnte ich auch spüren, dass er glücklich war, in meinen Arbeitsbereich zu dürfen.

Veränderungen im Gehirn sind nicht direkt sichtbar. Es wäre von Vorteil, ist aber nicht unbedingt notwendig, diese zu kennen, solange wir den Prozessen im Gehirn unserer Klient:innen vertrauen. Das folgende Beispiel bringt die Bedeutung der »emotionalen und neurobiologischen Feinabstimmung« zum Ausdruck.

> Ein kleiner Junge kam in meinen Behandlungsraum. Er versteckte sich hinter seiner Mutter und hielt sich an ihrem Rockzipfel fest. Ich konnte kaum sein Gesicht sehen und beugte mich zu ihm hinunter. Verbal gab ich ihm zu verstehen, dass ich mich freuen würde, ihn zu sehen. Gleichzeitig begann mein Körper, mit ihm zu kommunizieren, indem ich mehrmals rechts und links an dem Rock der Mutter vorbeiblickte. Er spielte mit mir »Rechts-links-Verstecken« und ein vorsichtiges Hervorschauen. Während des Spielens gewann er langsam Vertrauen. Schließlich blieb er auf einer Seite stehen und schaute mir in die Augen, während er die Situation noch abschätzte. Ich blieb zu ihm hinabgebeugt, wartete und streckte meine Hand aus. Nach einer Weile dieses vertrauensbildenden Spiels schüttelte er mir die Hand und begrüßte mich. Sein Gesichtsausdruck zeigte Erleichterung.
>
> Situationen wie diese brauchen manchmal dreißig Sekunden, manchmal auch länger, ein Zusammenspiel aus emotionaler und neurobiologischer Abstimmung. Sprechen, begrüßen, lächeln und beginnendes Vertrauen in ihm ermöglichten einen emotionalen Zugang. Wie er hinter seiner Mutter stand, sein Gesicht nicht zeigen wollte, sich an ihrem Rock festhielt usw. – all dies sind Zeichen neurobiologischer Vorgänge, die von außen gesehen werden können und durch ihre Beachtung und die Abstimmung damit letztlich zu unserem Händedruck führten.
>
> Vermutungen über die Vorgänge im Gehirn des Kindes anzustellen, könnte zu Rückschlüssen führen wie: »Zu Beginn der Situation war sein Selbstschutz in Form von Vorsicht aktiviert. Dies wandelte sich langsam in Neugierde und Mut.« Unabhängig davon, wie viele Neuronen aktiviert wurden, wie sich der Cortisolspiegel veränderte, wie die Amygdala diesen Schritt unterstützte, hat das Kind möglicherweise gelernt, Selbstschutz und die Fähigkeit zu vertrauen in Einklang zu bringen. Obwohl ich keine Idee hatte, was in seinem Gehirn vor sich ging, war es schön, den Ausdruck der Erleichterung auf dem Gesicht des Kindes zu sehen. Muss ich im Moment des Vertrauens mehr wissen?

Beim Brainspotting wird besonders auf die mit dem jungen Menschen abgestimmte Präsenz, »das Sein«, Wert gelegt. Die Erkenntnisse der neurobiologischen Forschung und das Wissen um die Entwicklungsfähigkeit des Gehirns können von großer Hilfe sein. Alle Erkenntnisse zu den Vorgängen im Gehirn, von denen ich weiß, bestätigen, was ich in vielen Brainspotting-Prozessen mit allen Altersgruppen erleben durfte.

Ich frage mich während einer Brainspotting-Sitzung häufig: »Ist der Zeitpunkt für eine Frage oder Intervention der richtige?« Bei Kindern erlaube ich mir mehr als bei Erwachsenen, auf mein »Bauchgefühl« zu achten und so einen fließenden Verarbeitungsprozess zu ermöglichen.

Nützliches Wissen zur Funktionsweise des Gehirns für unsere Klient:innen

Eine Möglichkeit, unseren Klient:innen Unterstützung durch unser Wissen über das Gehirn und seine Funktionsweisen zu geben, besteht darin, ihnen zu erklären, dass ihre Symptome zunächst eine gesunde Reaktion unseres Gehirns sind: Unser Gehirn will uns in erster Linie schützen.

Peter war im Alter von 9 Jahren mit seiner Familie in den Ferien im Ausland. Er stand mit seiner Mutter an einer Bushaltestelle, als ein Fremder ihre Tasche stahl. Die Mutter rannte dem Dieb hinterher und ließ Peter allein zurück. Peter erstarrte vor Schreck, sprach und bewegte sich in den nächsten Minuten nicht. Zurück zu Hause weigerte sich Peter, den Schulbus zu benutzen. Er zog es vor, zu Fuß zur Schule zu gehen, und begann Schlafstörungen zu entwickeln.

Während des Brainspotting-Prozesses verarbeitete er die Situation an der Busstation. Er fühlte Erstarrung und beschrieb, dass er fror. Danach begann er zu weinen. Ich hatte den Eindruck, dass das »Eis schmolz«, als er in einem sicheren Bereich dieses Erlebnis verarbeiten konnte.

Nach dieser Sitzung konnte Peter wieder mit dem Bus fahren und zu seinem normalen Lebensrhythmus zurückkehren. Seine Schlafstörung verschwand.

In der folgenden Sitzung wollten Peter und seine Eltern wissen, wie eine einzige Sitzung Peters Verhalten so drastisch verändern konnte. Ich versuchte zu erklären, was neurobiologisch in Peters Gehirn passiert sein könnte. Dadurch gewannen sie Vertrauen in die Behandlung. Ich nahm an, dass Peter während der Schocksituation mit einem Erstarren, mit einem »Gefrierreflex« in seinem tiefen limbischen System reagierte. Er hatte sich in der Zeit, in der er an der Bushaltestelle in einem fremden Land alleingelassen wurde, mit diesem Reflex sofort geschützt. Der Schulbus erinnerte sein Gehirn möglicherweise an die Gefahr, die er in den Sommerferien erlebt hatte. Indem er zu Fuß zur Schule ging, konnte er diese Gefahr vermeiden. Die Tatsache, dass er nicht gut schlafen und sich nicht entspannen konnte, bedeutete möglicherweise, dass sein Gehirn wachsam bleiben wollte. Er konnte nicht mehr darauf vertrauen, dass er in Sicherheit war.

Die Traumareaktion des Erstarrens in obigem Fallbeispiel kann auch ohne tatsächliche Gefahr weiter andauern. Die (unbewusst) mit dem Busfahren assoziierten Alarmzustände führen dazu, dass der Klient weiterhin das Busfahren vermeidet. Durch Erklärung der physiologischen Abläufe im Gehirn kann dem Klienten geholfen werden, eine erlebte traumatische Situation besser zu verstehen. Damit kann ein Brainspotting-Prozess insofern unterstützt werden, als dem Klienten »neokortikale Sicherheit« ermöglicht wird und die Selbstheilungskräfte sich beginnen können zu entwickeln. Erklärungen dieser Art sollten immer vor oder nach der Verarbeitung erfolgen und niemals die Selbstheilungskapazität während der Verarbeitung unterbrechen.

Ein Teenager hatte Probleme, an anderen Orten als zu Hause zu schlafen. Er versuchte es mit vielen Übernachtungen bei Freunden, aber jedes Mal wurde ihm nachts schlecht und er musste sich übergeben. Das war ein guter Grund für ihn, wieder nach Hause zu gehen.

Bei der Arbeit mit diesem Jungen beschrieb ich die Funktion des *Vagusnervs,* der unser emotionales Gefühlszentrum mit den meisten unserer Organe verbindet. Ich erklärte ihm, dass der Ort, an dem unsere Gefühle im Gehirn »wohnen«, über eine Hauptstraße mit vielen Nebenstraßen mit allen Organen verbunden ist. So passiert es zum Beispiel, dass wir öfters zur Toilette müssen, wenn wir eine Ansage in der Schule haben, vor der wir uns fürchten. Das Fürchten davor alarmiert sozusagen unsere Blase und wir benötigen öfters die Toilette. So fürchten wir uns nicht nur in unserer Gefühlswelt, sondern auch in unserem Körper.

Dies erzählte ich dem Jungen, bevor wir mit dem Brainspotting-Prozess begannen, und bat ihn, sich diese Verbindung vorzustellen.

Während der Brainspotting-Sitzung erwähnte er, dass er das Gefühl habe, sich übergeben zu müssen. Er mochte dieses Gefühl nicht und fragte mich, ob dies der Vagusnerv sei. Er erlebte einen sehr tiefen Prozess und meinte am Ende befreit: »Endlich gibt es kein Vagus-Kotzgefühl mehr.«

Für diesen Teenager ermöglichte die neokortikale Erklärung, dass er die für ihn inakzeptablen Körperempfindungen während der Aktivierung erlauben und verstehen konnte.

Es ist also für unsere jungen Klient:innen – und uns – hilfreich, sich vor oder nach dem Prozess mit den physiologischen Abläufen in unserem Gehirn auseinanderzusetzen. Während eines Brainspotting-Prozesses selbst wird dies eher seltener getan, um präsent sein zu können, also »im Schweif des Kometen zu bleiben« und uns überraschen zu lassen, wohin er uns führt. Aber wie Sie schon wissen, ist Brainspotting wie »Kochen ohne Rezept« und es kann durchaus einmal anders laufen.

Die folgenden Einblicke in die Funktionen des Gehirns sind vereinfacht dargestellt und dürfen Sie neugierig machen, mehr darüber zu erfahren. Sie entwerfen erste Ideen darüber, was im Gehirn vor sich gehen könnte. Seien Sie sich dennoch immer dessen bewusst, dass unsere Kenntnisse über das Gehirn nur als Unterstützung dienen, um den Verarbeitungsprozess zu ermöglichen oder das positive Gefühl danach zu verstärken. Das Wissen allein kann niemals einen tiefen Verarbeitungsprozess ersetzen.

- Die *Einheit von Gehirn und Körper* wird mehr und mehr zum Forschungsgegenstand (vgl. Porges 2017, 2021a, 2021b; Porges a. Dana 2018). Kinder wissen meist, wo sich ihre Symptome in ihrem Körper befinden. Wenn man sie fragt: »Hast du eine Ahnung, wo in deinem Körper die Angst [die Aggression usw.] sitzt?«, kennen die meisten instinktiv die Antwort. Die ganz Kleinen haben noch keine Sprache, aber wenn wir sie beobachten, können wir diese in ihrem Körperausdruck, in ihren Gesichtern und in Reaktionen wie Murren, Starren usw. erkennen.
- *Fliehen, kämpfen und erstarren* sind reflektorische Reaktionen, die aus dem tiefen limbischen System (oft umgangssprachlich als Reptiliengehirn bezeichnet) erzeugt werden. Dies sind individuelle und unwillkürliche Reaktionen, die uns in einer emotionalen und gefährlichen Situation schützen. Viele Symptome

von Kindern, insbesondere Verhaltensschwierigkeiten, beruhen auf diesen Reaktionen. Hochaggressive Kinder befinden sich in einem ständigen Verteidigungszustand und sind manchmal nicht in der Lage, zwischen einer sicheren und einer gefährlichen Umgebung zu unterscheiden. Bei ängstlichen Kindern könnte man sagen, dass sie sich in einem dauerhaften Fluchtmodus befinden. Die Liste von Symptomen ließe sich endlos fortsetzen, die meisten lassen sich auf den Flucht-, Kampf- und/oder Erstarrungsmodus zurückführen.

- Das Cortisol, ein Hormon der Nebennierenrinde, wird umgangssprachlich auch als Stresshormon bezeichnet, da es u. a. die Funktion hat, in herausfordernden Situationen (dazu gehören körperliche Anstrengungen wie auch psychischer Stress) sowohl Energie zur Verfügung zu stellen als auch den Energieumsatz zu reduzieren. Der *Cortisolspiegel* im Gehirn hat die Fähigkeit, sich ein Leben lang anzupassen. Dies erlaubt es dem Therapeuten, während eines Brainspotting-Prozesses Veränderungen im Gehirn anzuregen. Jemand, der ständig unter Stress steht, kann sich plötzlich entspannen, weil sich sein »Motor« durch die Behandlung beruhigt und der Cortisolspiegel wieder ins Gleichgewicht kommen kann. Dies kann ein winziger Schritt sein, der große Veränderungen im Leben der Betroffenen mit sich bringt. Zum Beispiel für jemanden, der aufgrund von Stress nicht mehr gut geschlafen hat, lässt sich so die Schlafqualität erheblich verbessern (vgl. Harvard Medical School 2011).
- Die *toxische Stressreaktion* hat in den letzten Jahren enorme Aufmerksamkeit in der Wissenschaft erlangt (vgl. Shonkoff 2019). Die Forschung beschäftigt sich verstärkt mit dem (lebenslangen) Einfluss von durch andauernde Konflikte oder Krisen hervorgerufenem Stress auf die Entwicklung eines Kindes.
- Das Stressreaktionssystem ist ein wesentlicher und ausgezeichneter Mechanismus, um auf akuten Stress zu reagieren. In solchen Situationen schützt es uns und ist uns ein wichtiger und nützlicher Begleiter. Es sensibilisiert uns und hält uns wachsam.
- Schädlich wird es, wenn die Stresssituation entweder über längere Zeit anhält oder der Körper mit Stressreaktionen ohne äußeren Stressfaktor reagiert. Heute beschäftigt sich die Wis-

senschaft mit den enormen Auswirkungen von Stress auf die emotionale Entwicklung, die Lernfähigkeit und die körperliche Gesundheit (vgl. Chapman 2014).

- Als *Entwicklungsfenster* und *sensible Phasen* werden die Zeiträume während des Wachstumsprozesses eines Kindes bezeichnet, in denen besondere Fähigkeiten erlernt werden. Zum Beispiel lernen Kinder das Laufen normalerweise zwischen dem 10. und 18. Monat. Wenn ein Kind während dieses kritischen Zeitfensters aus irgendwelchen Gründen nicht laufen lernt, wird es schwieriger, dies später nachzuholen. Dieses Wissen brachte mich auf den Gedanken, dass ein Brainspotting-Prozess den Klient:innen die Möglichkeit geben könnte, ein solches »kritisches Zeitfenster« anzuregen, um emotional etwas nachzuholen, was früher nicht erlernt werden konnte. Takao K. Hensch und Parizad M. Bilimoria haben sich erstmals mit dieser Forschungsfrage beschäftigt (vgl. Hensch a. Bilimoria 2012). Bei der Arbeit mit Jugendlichen konnte ich jedenfalls oft während eines Brainspotting-Prozesses Situationen beobachten, in denen sie sich wie Kleinkinder verhielten: Sie sprachen anders und brauchten ein Stofftier oder Ähnliches, um den Verarbeitungsprozess fortzusetzen.
- Wir wissen immer noch nicht, ob die Aktivierung eines kritischen Zeitfensters möglich ist. Wir erleben aber das Ergebnis tiefer Heilung, wenn wir unseren Klient:innen erlauben, während des Verarbeitungsprozesses so alt oder so jung sein zu dürfen, wie sie mögen oder es gerade brauchen.

Zu guter Letzt möchte ich noch Dr. Damir del Monte erwähnen, der in seiner Wissensvermittlung über das Gehirn ein klares Verständnis für unseren Bereich ermöglicht.[4] Wir sind dankbar für alle Forschungsergebnisse von Neurobiolog:innen, Psycholog:innen und Mediziner:innen, die sich hier engagieren.

Als Nächstes lassen Sie uns die Brücke zum »Vertrauen in den Prozess« schlagen.

Vertraue deinen Körpergefühlen!

Als Brainspotting-Therapeut:innen dürfen wir der Einheit von Gehirn und Körper und der Neuroplastizität des Gehirns zur Selbstheilung

4 Näheres finden Sie unter https://www.damirdelmonte.com/.

unserer Klient:innen vertrauen. Stressfaktoren werden von Kindern in ihrem Körper gespeichert, so wie der Inhalt von Dokumenten auf der Festplatte eines Computers abgelegt wird. Die Art der Speicherung, zum Beispiel als angenehmes oder unangenehmes Gefühl, hat Auswirkungen auf die Entwicklung des Gehirns, des Immunsystems, des Herz-Kreislauf-Systems und des Stoffwechselsystems.

Dem Gehirn wird die Fähigkeit zugeschrieben, die Verknüpfung neuronaler Netze zu verändern. Lassen Sie mich einen einfachen Vergleich zwischen neuronalen Netzen und einem selbstgestrickten Pullover ziehen. Hätte der Pullover ein Loch an der Schulter, könnte jeder dieses sehen und würde möglicherweise die handwerkliche Fertigkeit des schön gestrickten Pullovers nicht mehr wahrnehmen. Die Trägerin würde vielleicht versuchen, das Loch aus Scham zu verdecken. Könnte sie den Pullover auftrennen und diese Stelle mit derselben Wolle neu stricken, würde jeder wieder den hübschen Pullover sehen und sie könnte ihn mit Stolz tragen.

Unsere neuronalen Netze könnten ähnlich funktionieren. Wenngleich wir die traumatische Erfahrung nicht ändern können, kann das Leben mit einem weniger dramatischen Gefühl gelebt werden und uns vielleicht sogar eine Spur widerstandsfähiger machen (sprich: wir können mit Stolz einen reparierten selbstgestrickten Pullover tragen).

In einem Brainspotting-Prozess fragen wir beispielsweise unsere (jungen) Klient:innen, wo ihr Symptom in ihrem Körper »sitzt« (sprich: wo das Loch im Pullover ist). Sie zeigen oft spontan auf einen Körperteil wie den Magen, den Hals, den Kopf usw. Auch wenn Kinder nichts wissen von der Einheit zwischen Gehirn und Körper, können sie uns instinktiv auf die entsprechende Stelle hinweisen. Es ist wichtig, ihnen zu vertrauen und zuzulassen, dass der Prozess im Sinne des Prinzips der Ungewissheit weitergeht, wohin auch immer dieser führen mag

Einer meiner berührendsten Brainspotting-Prozesse, von dem ich glaube, dass er unsere Körper-Gehirn-Beziehung und die integrative Fähigkeit des Nervensystems verdeutlichen kann, fand mit einem 4 Monate alten Baby in einem Kinderheim statt.

> Ich wartete im Säuglingszimmer und spielte mit fünf Babys, die in einem Laufstall waren. Das Personal holte ein Baby nach dem anderen, um es zum Füttern vorzubereiten. Schließlich war mit mir nur noch ein kleines Mädchen, etwa 4 Monate alt, im Raum.

Es tat mir leid, da es allein war, und ich hob es hoch. Ich hielt das Mädchen in meinem linken Arm und spielte mit der rechten Hand mit einem kleinen Spielzeugtier. Ich begann das Tier unbewusst als Zeigestab zu benutzen und bewegte es entlang einer Linie in ihrem Gesichtsfeld von links nach rechts. Das Mädchen beobachtete das Spielzeugtier aufmerksam und fröhlich. Plötzlich ging es mit seinem ganzen Körper in eine intensive Anspannung und überstreckte den Rücken, eine heftige körperliche Schreck- und Krampfreaktion. Ich geriet in Stress und dachte zu mir: »Was mache ich hier?« und legte das Spielzeug schnell zur Seite. Dann dachte ich: »Stopp! Du hast das Mädchen im Sinne des Brainspotting aktiviert« und fragte mich, ob es sein könnte, dass sich das Mädchen an diesem Punkt nach der Aktivierung entspannt. Also ging ich mit dem Spielzeugtier zurück zum Aktivierungspunkt und das Mädchen reagierte erneut wie zuvor mit einer Überstreckung. Wahrscheinlich waren es nur ein paar Sekunden, aber mir kam es unendlich lange vor. Nach einer Weile entspannte sie sich und begann, das kleine Spielzeugtier anzulächeln! Wir setzten anschließend unser wunderbares Spiel zusammen fort, bis sie zum Essen abgeholt wurde.

Ein paar Tage später erzählte mir eine der Betreuerinnen, dass das kleine Mädchen sich jetzt vor dem Füttern nicht mehr überstreckte. Als ich sie an jenem Tag aus dem Laufstall genommen hatte, hatte ich keine Ahnung von ihren Anspannungsproblemen. Ich beobachtete daher das kleine Mädchen weiter und befragte die Betreuerinnen immer wieder. Dieses intensive Anspannen und das Überstrecken des Rückens vor dem Füttern zeigte sich bei diesem Baby nie wieder. Heute weiß ich, dass ich vertrauen darf und dass es nicht wichtig ist, zu wissen, was es war, sondern dass es nur darum geht, zu erkennen, dass da etwas war. Vertrauen und Einstimmung ermöglichen die Fähigkeiten zur Selbstheilung.

Neurobiologische Kenntnisse sind wesentlich für meine Arbeit. Sie können uns Therapeut:innen, den Eltern von Jugendlichen und anderen helfen, unsere jungen Klient:innen (und deren Prozesse im Gehirn) besser zu verstehen. Das Gehirn ist ein faszinierender Organismus. Und das Beobachten und Erfassen neurobiologischer Signale – wie Tränen in den Augen und ein Lächeln – ist eine großartige Möglichkeit, uns in eine auf unsere Klient:innen abgestimmte Präsenz einzustimmen.

Zu Beginn von Abschnitt 4.2.1 erwähnte ich einerseits die sichtbaren Körperreaktionen und andererseits das Wissen über die neurobiologischen Vorgänge im Gehirn. Das Setzen des neurobiologischen Rahmens beim Brainspotting gibt uns die Möglichkeit, bei allen unseren Klient:innen die Balance zwischen diesen beiden Bereichen herzustellen.

Wie wird der neurobiologische Rahmen mit Kindern und Jugendlichen verwendet?

Unser neuropsychologisches Wissen über Neuroplastizität, neuronale Netze, hormonelle Veränderungen und Langzeiteffekte von Traumatisierungen im sich entwickelnden Gehirn hilft uns, dem Verarbeitungsprozess zu vertrauen und dem Klienten in seinem ganz eigenen Prozess zu folgen. Das kann in der Erklärung für Eltern und Erzieher:innen wichtig sein. Dass wir ohnehin nicht wissen können, welche Wege der Prozess nimmt, erlaubt uns, »nur« zu beobachten und zu begleiten, indem wir ganz präsent mit den jungen Klient:innen sind (vgl. Baumann a. Jacobi 2019).

Manchmal ist es notwendig, neurobiologisches Wissen mit der Familie zu teilen, um ihr Vertrauen zu gewinnen – wie Sie in dem obigen Beispiel vom Jungen an der Bushaltestelle sehen konnten. Im Fall des Babys in der Säuglingsstation war hingegen nur Vertrauen in die Neurobiologie notwendig, um die Aktivierung der Selbstheilungskräfte zu erlauben.

4.2.2 Der beziehungsorientierte Rahmen

Ein weiterer wesentlicher Punkt beim Brainspotting liegt darin, die größtmögliche Sicherheit in unserer Beziehung zu unseren Klient:innen herzustellen. Bindungsbeziehung beginnt mit dem ersten Kontakt und endet hoffentlich nie während der therapeutischen Beziehung (oder auch darüber hinaus). Bei Kindern ist es hilfreich, die Beziehung auf direkte und klare Weise auszudrücken; mit all unseren Sinnen verbinden wir uns mit den Kindern. Kulturelle Aspekte haben ebenfalls eine enorme Bedeutung. Wie schon erwähnt, beginnt der Brainspotting-Prozess lange, bevor wir den Pointer (oder was auch immer wir stattdessen verwenden) einsetzen.

Mutter, Vater, ein Jugendlicher und seine kleine Schwester waren angekündigt für einen Praxistermin. Beim ersten Telefonat mit dem Vater war deutlich geworden, dass die Familie zusammenkommen sollte, um das Problem mit dem Jugendlichen zu behandeln.

Als ich die Tür öffnete, stand der junge Mann neben seinem Vater. Ich reichte ihm die Hand und begrüßte ihn. Schwach schüttelte er meine Hand und ich spürte seine Unsicherheit. Ich fragte ihn, ob es in Ordnung sei, dass ich ihn mit seiner Familie eingeladen habe. Er nickte zustimmend. Immer noch vor ihm stehend, fragte ich ihn nach seinem Namen und Alter und wie die Anfahrt war.

Die kleine Schwester stellte sich zwischen uns. Sie war sehr lebendig und erzählte, dass ihr Bruder auf dem Weg zu ihr frech gewesen sei und dass die Eltern über eine angemessene Strafe für ihn nachdenken würden, wenn sie nach Hause kämen. Ich beugte mich für einen Moment zu ihr hinunter und erklärte ihr, dass ich bald zu ihr kommen würde, aber zuerst wolle ich ihren Bruder kennenlernen.

Ich blickte wieder zu dem Jungen, der nun noch unsicherer zu sein schien. Mit einem leisen Lächeln gab ich ihm zu verstehen, dass ich möglicherweise helfen könnte, dass er nicht bestraft werde und dass seine kleine Schwester vielleicht froh wäre, wenn er keine Strafe bekäme. Da sah ich einen Blick des Vertrauens in seinen Augen. Ich fragte ihn, wen er noch mitgebracht habe, und er sah sanft zu seiner Schwester: »Mein kleines geliebtes Monster.«

Dann beugte ich mich zu ihr hinunter und fragte: »Wer sind denn diese erwachsenen Leute? Sollen wir sie auch hereinbitten?« Nachdem ich den Eltern die Hand geschüttelt hatte, kamen sie alle herein.

Vertrauen beginnt im ersten Augenblick des Zusammentreffens. Wenn wir in diesem ersten Moment alle unsere Sinne einsetzen, können wir eine Verbindung herstellen und ein großes Feld von Möglichkeiten eröffnen. Wie Sie gerade gelesen haben, habe ich zuerst den »Anlass-Klienten« begrüßt und mich erst dann zu dem kleinen Mädchen hinuntergebeugt. Das ist in vielen Kulturen ungewöhnlich. Traditionell werden zuerst die Eltern, Betreuer:innen oder verantwortlichen Personen begrüßt, da sie es meistens sind, die die Sitzungen initiiert haben. Sie lieben ihr Kind, und meiner Erfahrung nach macht es sie glücklich, wenn Therapeut:innen zuerst zu dem betroffenen jungen Menschen Kontakt aufnehmen und über das Kind mit den Eltern sprechen. Es gibt allen das Gefühl, dass die Behandlerin die Verantwortung übernimmt für das, was besprochen werden soll, und dass die jungen Klient:innen von Anfang an ernst genommen werden. Die Kleinen gewinnen so an Bedeutung und fassen Vertrauen. Die Rahmensetzung beginnt also bereits beim ersten

Kontakt. Die Behandler:innen bekommen in den ersten Momenten der Begegnung ein »Bauchgefühl« in Bezug auf Entwicklungsstand, Charakter, aktuelle Situation usw. des jungen Menschen. Dies ist ein wichtiges Puzzlestück für die Setzung des doppelten Einstimmungsrahmens.

Manchmal kann die neurobiologische »Störung« dank der Bindungsbeziehung verschwinden, bevor ein Brainspotting-Prozess überhaupt stattgefunden hat, wie im folgenden Beispiel.

Eine Familie suchte mich in einer sozialen Einrichtung auf, in der ich Behandlungen anbot. Der Vater und zwei seiner Kinder waren Opfer eines Überfalls auf der Straße geworden. Ich nahm den Vater mit seinen beiden Kindern (8 und 5 Jahre alt) auf und wir entschieden, dass die Mutter mit den anderen Kindern zu Hause bleiben sollte, da sie nicht beim Überfall dabei waren.

Der Vater und die beiden betroffenen Kinder litten unter posttraumatischen Störungen wie Schlaflosigkeit, Konzentrationsschwierigkeiten und zunehmender Aggression innerhalb der Familie. Als sie zu mir kamen, sagte mir niemand, dass das 8-jährige Kind eine sichtbare Entwicklungsverzögerung hatte. Der Gang war extrem steif, es sah mich nicht an und schien nicht sprechen zu können. Als Therapeutin war ich ein wenig enttäuscht, weil ich auf diese Situation nicht vorbereitet war. Sie saßen alle in meinem Zimmer, und ich begann mit dem Vater und dem jüngeren Kind zu sprechen, während ich die gesamte Situation ständig beobachtete. Das 8-jährige Kind starrte weiter vor sich hin und schien nicht zu verstehen, was vor sich ging.

Als ich die Informationen zur Familie aufschreiben wollte, fing das ältere Kind an, seinen Vater heftig zu treten. Ich drehte mich zum kleinen Patienten hin und fragte instinktiv, ob es ein Problem damit gäbe, dass sein Vater mir ihre Namen nannte. Ein entsetzter und fordernder Blick kam zu mir zurück. Ich berührte die Schulter des Kindes und gab zu verstehen, dass ich nur die demografischen Daten aufschreiben wolle und dass ich verpflichtet sei, niemandem zu sagen, worüber wir gesprochen hätten. Das Kind antwortete aggressiv: »Aber sie könnten herausfinden, wer wir sind und wo wir wohnen.« Zu meiner Überraschung konnte das betroffene Kind ganz normal sprechen.

Im weiteren Gespräch erfuhr ich, dass es bei allen eine große Angst davor gab, dass die Täter die Identität der Familie herausfinden und zu ihnen nach Hause kommen könnten, um sie dort erneut zu überfallen.

Ich legte meine Papiere beiseite und versprach der Familie, dass ich nichts aufschreiben und sogar ihre Vornamen nach der Sitzung »vergessen« würde. Plötzlich entspannte sich der Körper des 8-jährigen Kindes, die Stimme wurde klar, und ich entdeckte bald, dass es ein aufgewecktes, intelligentes, normal entwickeltes Kind war.

Es folgte eine tiefe Traumaarbeit mit den Dreien. Sie wäre nicht möglich gewesen, ohne diesen Beziehungsrahmen des Vertrauens und der Zuversicht vorher zu setzen.

Auch wenn ich Beispiele sowohl für den beziehungsorientierten als auch für den neurobiologischen Rahmen ausgewählt habe, ist es klar, dass der eine nicht ohne den anderen in unserer Zusammenarbeit existieren kann.

Die Rahmensetzung besteht zum einen darin, dass wir entscheiden, welche Zugangswege wir wählen. Es gibt kein Rezept, ob man den Rahmen eng oder weit setzen soll. Zum anderen wird oft während der Behandlung ein enger Rahmen verbreitert oder ein lockerer großer Rahmen gestrafft. »Im Schweif des Kometen zu bleiben« bedeutet auch, für diese Flexibilität offenzubleiben. Das gilt für Kinder genauso wie für Erwachsene.

Wir wählen einen engen Rahmen einschließlich eines Ressourcenpunktes bei hoher Aktivierung von Klient:innen speziell dann, wenn wir uns als Behandler:innen nicht ganz sicher fühlen. Dr. Grand sagte einmal in einem Vortrag: »Feuerwehrleute gehen in die Feuerkatastrophe und versuchen, das Feuer zu löschen. Je nach Stärke des Feuers (oder der Katastrophe) ziehen sie unterschiedliche Schutzkleidung an.«

Ich denke oft an diesen Spruch, wenn ich den passenden Rahmen wähle.

Mit Erwachsenen ist ein Gespräch möglich und gemeinsam kann entschieden werden, welche Variante des Brainspotting wir anwenden. Je mehr sich unsere Klient:innen in ihrem Wesen verlieren oder instabil im Leben stehen, desto enger sollte der Rahmen gesteckt und auf Ressourcen zurückgegriffen werden. Die meiste Zeit agiert die Ressource wie ein Airbag. Sie ist da, wenn sie gebraucht wird. Die Klient:innen verstehen schnell, dass das Zulassen eines Verarbeitungsprozesses und alles, was währenddessen auftaucht, die Ressource darstellt. Und dass die Integration der traumatischen Themen ihre Ressourcen unterstützt.

Bei Kindern sind wir eher wie der Kapitän eines Schiffes. Wir müssen auch ihr soziales Umfeld wie Familie, Schule, Kindergarten usw. in unsere Entscheidung mit einbeziehen. Nur so können wir auswählen, welche »Schutzkleidung« benötigt wird.

Zu der Entscheidung, wie wir den Rahmen setzen, kommt vor oder während der Bearbeitung eine weitere Dimension hinzu. Kinder erzählen uns manchmal, dass sie eigentlich nicht geschützt sind und häufig traumatischen Situationen ausgesetzt sind. Als Fachleute müssen wir uns so gut wie möglich um solche Themen kümmern, auch wenn die Kinder uns bitten, niemandem davon zu erzählen.

Die kleine Frida kam mit ihrer Mutter in meine Praxis, weil sie seit dem Kindergarten sehr aggressiv gegenüber anderen Kindern war. Ich nutzte eine Stoffente fürs Brainspotting und wir begannen gemeinsam eine Geschichte zu erzählen. Plötzlich sagte sie: »Die arme kleine Ente wird immer mit dem Kochlöffel geschlagen, wenn sie nicht tut, was ihre Kindergartentante von ihr will.« Ich hörte weiter zu und fragte, ob sie das auch schon erlebt habe. Sie drückte sich deutlich aus und konnte beschreiben, wann, wie und sogar wo sie geschlagen worden war. Ich begann unsere gemeinsame Erzählung zu ergänzen, indem ich sagte, dass der kleinen Ente geholfen werden müsse und dass ich das schon oft erfolgreich getan habe. Obwohl sie Angst davor hatte, arbeiteten wir vertrauensvoll einen Plan aus. Ich bezog ihre Eltern mit ein und nahm der kleinen Frida die Verantwortung ab. Ich dankte ihr sehr für ihre Ehrlichkeit, denn dadurch, dass sie mit mir darüber sprach, konnte sie vielen anderen Kindern helfen.

Wie bei der kleinen Frida lernte ich viele Kinder kennen, die mit traumatischen Situationen wie Missbrauch, Vernachlässigung usw. zu tun hatten. Der duale Einstimmungsrahmen ermöglicht es den jungen Menschen, ehrlich zu sein und ihre Bedürfnisse ausdrücken zu dürfen. Jungen Menschen kann es dann leichter fallen, um Hilfe zu bitten, wenn sie sich selbst nicht helfen können. Wir als Fachleute müssen sie sehr behutsam bei der Lösung der aktuellen Situation unterstützen. Es gibt kaum eine Möglichkeit, ein anhaltendes Trauma zu integrieren, aber es gibt Möglichkeiten, mit aktuellen traumatischen Situationen gut umzugehen. Die Bewältigung eines andauernden Traumas ermöglicht letztendlich, dass sich posttraumatische Symptome reduzieren oder sogar ganz auflösen können. Die individuelle Kapazität für Bewältigungsstrategien bei Traumata ist oft tief im Gehirn verborgen und kann durch einen Brainspotting-Prozess gefunden und gelebt werden. Dies ist ein enormer Vorteil von Brainspotting bei der Arbeit in Krisenzeiten und an Krisenorten.

Jugendliche schämen sich oft für anhaltende traumatische Ereignisse. Als Behandler:innen geraten wir manchmal in schwierige Situationen. Es ist Teil unserer Verantwortung und unseres emotionalen Rahmens, »mit ihnen ins Feuer zu gehen« und zu versuchen, es zu löschen. Manchmal müssen wir »den Schlauch zusammen mit dem Jugendlichen halten«, sonst würde das Feuer weiter wüten.

Ein junger Mann behauptete felsenfest, dass ein Sportlehrer in seiner Schule einen Freund missbrauche. Er war Zeuge einer Situation in einem Schullager gewesen und niemand sonst wisse davon. Der Sportlehrer war bei den Jugendlichen sehr beliebt.

Ich fragte den Jugendlichen während des Brainspottings, was er in meiner Situation tun würde, und erklärte ihm deutlich meine Verantwortung und dass ich mir große Sorgen um seinen Freund und andere Jugendliche machte. Er schaute weiter auf den Zeigestab. Sein Schweigen schien endlos. Ich konnte sehen, dass er mit sich »kämpfte«. Schließlich fragte er mich: »Würden Sie mit einem anonymen Brief von mir zum Direktor gehen? Mein Name darf nicht genannt werden. Falls sich die Sache so nicht lösen lässt, würde ich auch offen reden, aber könnten Sie diesen Schritt zuerst tun?«

Ich stimmte zu. In seinem Kulturkreis und in der gegebenen Situation hielt ich dies für eine vertretbare Reaktion. Der junge Heranwachsende war nicht direkt betroffen, machte dennoch einen traumatischen Prozess durch, weil er seinen Freund beschützen wollte. Indirekt konnte er so andere junge Menschen schützen.

Als Therapeutin schien mir die Stille des jungen Mannes endlos, während er sich auf den Zeigestab konzentrierte. Was ich als »Kampf mit sich selbst« beschrieb, könnten die neurologischen Prozesse in seinem Gehirn gewesen sein, die durch den beziehungsorientierten Rahmen des Wartens angehalten wurden und ihm die Zeit gaben, die er brauchte, um auf eine großartige Idee zu kommen.

4.3 Besondere Instrumente und Grundhaltungen in der Arbeit mit Kindern und Jugendlichen

Wie können die im Brainspotting eingesetzten Instrumente für die Arbeit mit Kindern und Jugendlichen angepasst werden? Wie schon mehrfach eingehend erläutert, handeln wir nach dem Prinzip der Ungewissheit, was bedeutet, dass wir bei dieser Behandlungsmethode bewusst von generellen Vorgehensweisen (»Was ist zu tun?«) oder speziellen Verfahrensabläufen (»Wie ist es zu tun?«) absehen. Das heißt auch, dass wir unsere Klient:innen ohne Schritt-für-Schritt-Anleitungen in den Sitzungen begleiten. Wir gehen davon aus, dass die Antworten in unseren Klient:innen liegen, diese auf ihre Art und Weise ihre Traumata verarbeiten und wir uns unvoreingenommen überraschen lassen dürfen.

Dennoch gibt es einige wichtige Grundvoraussetzungen, wie z. B. das Setzen des Rahmens, das Finden eines Brainspots, das Erfragen der Körpergefühle und die Ermöglichung, dass unsere Klienten ihre Themen so verarbeiten, wie sie es jetzt gerade können (vgl. Kap. 1). Wir dürfen dabei den Rahmen halten und nach Bedarf erweitern oder enger setzen.

Im Folgenden wird genauer beschrieben, wie die Instrumente und Grundhaltungen des Brainspotting in die Behandlung mit Kindern und Jugendlichen integriert werden können.

4.3.1 Der Pointer

Wie bereits anhand vieler Praxisbeispiele beschrieben, kann jedes Spielzeug, Stofftier oder kreative Hilfsmittel als Pointer verwendet werden (vgl. Abb. 5). Kinder identifizieren sich, bis sie um das 8. Lebensjahr ihren Realitätssinn entwickeln, oftmals mit dem Pointer-Ersatz.

Häufig wird beispielsweise das »Stofftierhäschen« mal als Häschen und dann wieder als »Ich« bezeichnet. Dies führt zu der Annahme, dass das Kind seine eigene Geschichte verarbeitet, obwohl es über das Häschen spricht.

Das gewählte Objekt wird dann ungefähr auf Augenhöhe von einer Seite (etwas außerhalb der Schulter des Kindes) zur anderen bewegt, als würde man es an einer x-Achse entlangziehen. Dabei können kreative Fragen gestellt werden wie zum Beispiel: »Sitzt der Frosch da links beim Baum oder eher in der Mitte an einem Teich oder zieht er sich ins hohe Gras ganz rechts zurück, wenn er uns erzählt, wie es ihm mit seiner Angst [stellvertretend für jedes Symptom] geht?«

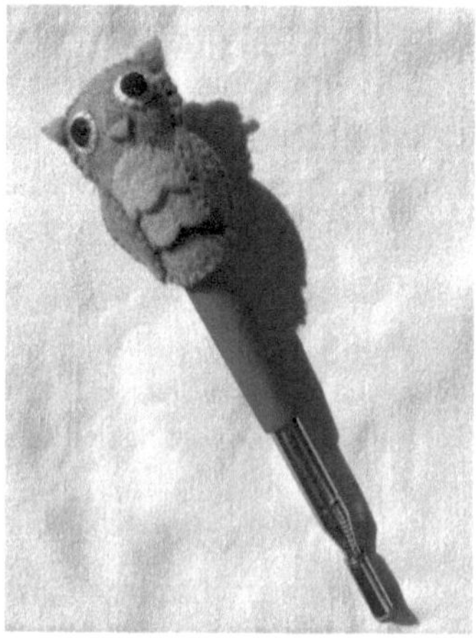

Abb. 5: Fingerpuppe als Spitze eines Pointers

4.3.2 Die Verwendung der Belastungsskala bei Kindern und Jugendlichen

Joseph Wolpe führte die von ihm entwickelte SUD-Skala (vgl. Abschn. 2.2.2.) 1969 erstmals in der Psychotherapie für Angststörungen ein (Wolpe 1969). Wie bereits erläutert, bietet sie eine Bandbreite vom Wert 0 (keine Angst) bis zur 10 (maximale Angst). Im Laufe der Jahre wurde diese Skala mehr und mehr in Psychotherapien integriert, um zu überprüfen, wie sich die Klient:innen während des Therapieprozesses fühlen.

Auch beim Brainspotting wird die SUD-Skalierung von Wolpe verwendet, um Veränderungen im Belastungsgrad festzustellen.

Es gibt viele kreative Möglichkeiten, die SUD-Skala für jüngere Menschen anzuwenden. Kinder um die 10 Jahre verstehen meist die Frage »Wie fühlst du dich zwischen 0 und 10?«, wie sie von Wolpe vorgeschlagen wird. Je jünger unsere Klient:innen sind, desto einfacher kann die SUD-Skala angepasst werden: Daumen hoch, Daumen runter, fröhliches Smiley-Gesicht, trauriges Smiley-Gesicht, Hände, die einen schmalen Abstand zeigen oder einen weiten usw. Hierzu gibt es neben den erwähnten Möglichkeiten und der in Abbildung 6 gewählten Darstellung viele »Mess-Skalen«, die an das kindliche Denken angepasst sind.

Das Bild mit dem Regenbogen (Abb. 6) malte eine meiner sehr jungen Klientinnen, um ihre Gefühle auszudrücken. Das war Jahre, bevor ich Brainspotting kennenlernte. Heute verwende ich diesen Regenbogen (von oben nach unten mit den Farben Gelb, Hellgrün, Rot, Dunkelgrün, Dunkelblau) als SUD-Skala. Farben und Gefühle sind miteinander verbunden. So steht zum Beispiel das Gelb ganz oben für ein sehr gutes Gefühl oder das Dunkelblau ganz unten für ein sehr unangenehmes Empfinden.

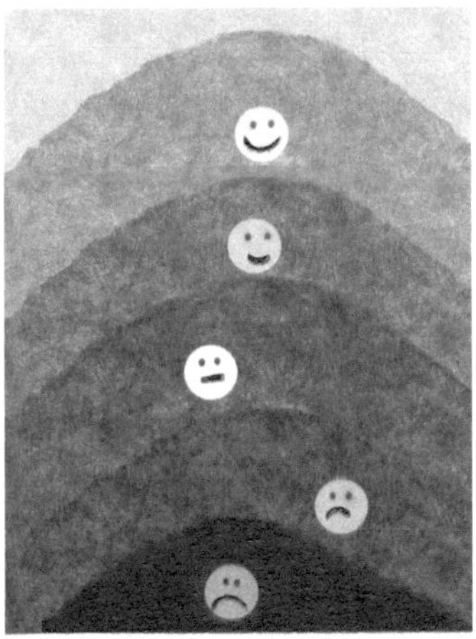

Abb. 6: Die SUD-Skala als Regenbogenzeichnung

Kinder sagen mir spontan beim Brainspotting: »Jetzt bin ich im grünen Bereich«, und ich antworte vielleicht: »Welches Grün? Fühlt sich das anders an? Wie fühlt es sich an?« Manchmal verwende ich dieses Bild sogar anstelle des Zeigestabs, da Kinder sofort anfangen zu verarbeiten, wenn sie ihre Gefühle dargestellt sehen.

4.3.3 Körperempfindungen

Im Brainspotting gehen wir davon aus, dass das, was emotional erlebt wird, im Körper abgespeichert wird und dass umgekehrt Körpergefühle emotional begleitet werden (vgl. Abschn. 2.2.3). Dementsprechend wird Brainspotting als ein physiologischer Ansatz mit psychologischen Konsequenzen gesehen (vgl. Grand 2009a).

Wenn Sie bereits ein erstes Brainspotting-Training absolviert haben, werden Sie diese Sätze vielleicht wiedererkennen. Wann immer ich unterrichte, versuche ich, die Bedeutung der Verbindung von

Körper und Emotionen zu betonen. Für einige unserer Klient:innen ist es ungewöhnlich, gefragt zu werden: »Wenn Sie über dieses Thema sprechen, was spüren Sie dann in Ihrem Körper?« Unabhängig von Alter und Kultur vermögen die meisten Klient:innen körperlich etwas zu spüren. Manchmal helfen wir ihnen dabei, indem wir sie ermutigen, ihren Körper zu scannen oder »Signale« wahrzunehmen.

Ich beobachte immer wieder, dass es für Kinder leicht ist, Körpergefühle zu ihren Symptomen zu spüren. Sie sind noch so unvoreingenommen und spüren daher rasch, insbesondere vor der Pubertät. Ich frage sie: »Hast du eine Idee, wo in deinem Körper die Angst sitzen könnte?« Sie zeigen oder sagen es mir meist intuitiv. Manchmal unterstütze ich, indem ich mit meinen Händen einen Körperbereich vorschlage und auf diesen zeige: »Ist sie eher im Kopf, in der Brust, im Bauch oder vielleicht in den Knien oder irgendwo ganz anders?« Für Kinder oder Jugendliche, die meinen, nichts zu spüren, erwähne ich an dieser Stelle, dass »nichts zu fühlen oder zu spüren« auch ein Gefühl ist. Ich interpretiere nicht und versuche stattdessen, von dort aus weiterzugehen und vielleicht zu fragen: »Wo spürst du absolut am wenigsten?«

4.3.4 BioLaterale Musik

Die von David Grand entwickelte *BioLaterale Musik* habe ich Ihnen bereits in Teil I vorgestellt (vgl. Abschn. 2.2.4). Das Besondere an dieser Musik ist, dass die Lautstärke erst im linken Ohr zunimmt und wieder abnimmt, bevor sie im rechten Ohr langsam zunimmt und erneut abnimmt. Die Musik schaukelt also sanft zwischen der rechten und der linken Gehirnhälfte hin und her.

Kinder und Jugendliche lieben diese Musik in der Regel. Viele mögen auch natürliche Klänge wie das Rauschen der Meereswellen. Damit sie gut zuhören können, lohnt es sich, einen kindgerechten Kopfhörer zu kaufen. Wenn die Kinder wissen wollen, warum ich ihnen die Musik vorspiele, hole ich das Gehirnmodell hervor, das sich in die linke und rechte Gehirnhälfte aufteilen lässt. Ich erkläre, dass die linke Hemisphäre gerne auf Urlaub geht, wenn wir über Gefühle sprechen. Wenn die Musik ihre Lautstärke zwischen den beiden Seiten wechselt, sagt die rechte zur linken Hemisphäre: »Hey, ich brauch dich, bleib da, gemeinsam machen wir das viel besser!« Auf diese Weise bleiben beide Seiten aktiv.

4.3.5 Aktivierungs- versus Ressourcenzugang

Brainspotting an sich stellt schon eine enorme Ressource dar mit der Möglichkeit, emotionalen Schwierigkeiten, posttraumatischen Zuständen, Blockaden oder psychosomatischen Symptomen Beachtung zu schenken und diese anschließend zu integrieren. Wie bereits ausführlich beschrieben, können wir einen Brainspotting-Prozess mit einer Aktivierung oder mit dem Rückgriff auf eine Ressource beginnen. Es hängt davon ab, wie eng wir den Rahmen stecken (vgl. Abschn. 2.2.5). Je tiefer sich Kinder in einer kritischen Situation befinden, beispielsweise bei Behandlungen im Krankenhaus, in einem akuten Trauma oder sogar während einer psychotischen Episode, desto enger setzen wir den Rahmen. Die engste Art der Rahmensetzung besteht darin, ausschließlich mit Ressourcen zu arbeiten.

Manchmal, wenn ich mich entscheide, Kinder und Jugendliche auf diese Weise zu behandeln, verarbeiten sie ein persönliches Ereignis und bringen sich selbst in die Aktivierung. Ich beobachte, dass sie die Last, die sie tragen, loswerden wollen. Wenn das geschieht, sitze ich vor ihnen und vertraue auf die sich selbst organisierenden Prozesse in ihrem Gehirn. Ich bin oft überrascht von ihren Fähigkeiten und wie so oft beim Brainspotting gibt es auch hier kein Rezept. Wie und wann die Aktivierung über einen Brainspot funktioniert, konnten Sie schon an vielen Beispielen in diesem Buch lesen. Im folgenden Beispiel möchte ich Ihnen einen reinen Ressourcen-Fall beschreiben.

Lassen Sie mich auf die Krankenhausbehandlung eines 12-jährigen Jungen zurückkommen. Er befand sich wegen einer chronischen Krankheit in einem kritischen Zustand und musste sich einem schmerzhaften Eingriff unterziehen. Er wollte, dass ich ihn begleite. Da er Brainspotting kannte, sprach ich mit ihm auf dem Weg zum Behandlungsraum und fragte ihn, wie ein Ressourcenbild aussehen könnte. Er erzählte mir von einer Szene aus *Harry Potter*, in der die Töpfe fliegen, während Rons Familie kocht. Er sagte mir, dass er sich vorstelle, dass sein Schmerz gekocht werde und die Töpfe dann wegflögen, weil sie danach nicht mehr gebraucht würden.

Als ich den Behandlungsraum betrete, frage ich ihn: »Wo könnte hier Rons Küche mit den fliegenden Töpfen sein?« Er schaut zu seiner Linken auf. Es gelingt mir, dass er in Sichtweite des Brainspots Platz nimmt. Mit dem Arzt, der ein Genie im Umgang mit Jugendlichen ist, teilen wir das Bild. Er begleitet uns auf dieser Ressourcenreise und sagt immer wieder Dinge wie: »Jetzt muss es stark kochen, und jetzt kann der Topf abheben.«

Wir waren ein großartiges Brainspotting-Team. Das Vertrauen in die Methode und das Vertrauen in die Kraft eines visuellen Brainspots ermöglichten es dem Jungen, fliegende Töpfe mit weniger Schmerzen zu verbinden.

Die Entscheidung zwischen Ressource und Aktivierung hängt von der jeweiligen Situation, dem Alter und dem Fall des Betroffenen ab. Jugendliche agieren eher wie Erwachsene. Oft geben sie mir zu verstehen, dass sie etwas Herausforderndes am Ressourcenpunkt still verarbeiten.

Kürzlich sah ich einen kleinen Jungen. Er kam mit seinem Vater in die Sitzung. Seine Eltern waren geschieden und die Familie durchlebte gerade eine sehr herausfordernde Zeit. Beim Brainspotting sagte er: »Darüber möchte ich lieber nicht sprechen, denn das ist etwas, was ich mit meiner Mutter lösen kann. Wir wissen, wie wir mit der Situation umgehen können.« Bevor er dies sagte, schaute er lange Zeit schweigend auf den Zeigestab, und ich beobachtete eine tiefe Verarbeitung. Für seinen Vater und mich war es eine enorme Erleichterung zu hören, dass seine Mutter sich um diese sehr schwierige Situation kümmern konnte.

Manchmal beginnen wir mit einer Ressource, weil wir uns als Therapeut:innen damit sicherer fühlen. Die Entscheidung, entweder mit dem einen oder anderen Zugang zu beginnen, wird in jeder Brainspotting-Sitzung neu getroffen. Das Brainspotting gibt uns die Freiheit, zwischen den beschriebenen Varianten zu wechseln, und lässt so diese kraftvolle Behandlungsmethode noch kraftvoller werden.

4.3.6 Äußeres Fenster, inneres Fenster, Gazespotting und Spontaneität

In seiner ersten Sitzung saß Niklas an einem Ende der Couch, seine Mutter neben ihm, sein Vater und ich auf Stühlen ihnen gegenüber. Neben den allgemeinen Informationen zur Familie wurde auch der Grund ihres Kommens angesprochen. Niklas wurde dabei ziemlich nervös. Ich fragte seine Mutter, ob wir die Plätze tauschen könnten. So saßen wir uns nun gegenüber. Ich wählte einen Zeigestab mit einem Fußball auf dessen Spitze und fragte Niklas: »Wenn wir über dein Thema sprechen und du auf den Fußball schaust, wo sollte deiner Meinung nach der Fußball sein?« Niklas zeigte in Richtung meiner Schulter. Ich hielt den Zeigestab dort hin und überprüfte die y-Achse. Als ich den Brainspot gefunden hatte, bewegte ich mich mit meinen Augen hinter den Fußball, sodass Niklas sowohl den Brainspot als auch meine Augen sehen konnte. Er fixierte den Fußball und begann, über seine Gefühle in Bezug auf dieses Thema zu sprechen. Es fand ein tiefgreifender Prozess statt, und Niklas fand einen Weg, in naher Zukunft stärker zu sein. Seine Eltern sahen schweigend zu und waren überrascht, wie ihr 10-jähriger Junge seine Gefühle ausdrücken konnte.

Die Geschichte von Niklas ist ein Beispiel für eine spontane Brainspottingintervention. Ich sah, wie er nervös wurde, und nutzte seine aktuelle Aktivierung, um sie mit einem Brainspot zu verbinden. Er wusste, wo der Zeigestab sein musste, was ich bei Kindern häufig beobachte. Ich bewege mich oft mit meinen Augen in den Brainspot hinein. Augenkontakt als Ergänzung zum Brainspot kann die Beziehung stärken. Die meisten Kinder suchen die Augen der Therapeut:innen, um deren Präsenz zu spüren und sich sicher zu fühlen. Aus diesem Grund empfehle ich einen Stuhl mit Rollen. So können sich Therapeut:innen leichter in den Brainspot ihrer Klient:innen hineinbewegen. Ich empfehle, den Blickkontakt zu nutzen, um sich zu vergewissern, ob das Kind mit dem Augenkontakt einverstanden ist.

Es kann auch eine klassische Kombination aus *innerem* und *äußerem Fenster* verwendet werden. Kinder und Jugendliche wissen oft spontan, wo sich ihr Brainspot befindet. Man kann zum Beispiel während eines Spiels oder einer Geschichte fragen: »Wo würde der Held sitzen, eher rechts von dir, in der Mitte oder eher links von dir?« Wenn man sich vorstellt, dass der Held auf dem Brainspot sitzt, kann man den Prozess durchspielen.

Bei allen Altersgruppen, insbesondere jedoch bei Babys oder Kleinkindern, die noch nicht sprechen können, kann das »äußere Fenster« genutzt werden, um ihre Körperreaktionen zu beobachten. Darauf vertrauend entscheidet der Behandler, wo der Brainspot liegt.

Alle drei Grundtechniken – äußeres Fenster, inneres Fenster und Gazespotting – können sowohl mit Kindern als auch mit Erwachsenen erfolgreich angewandt werden (vgl. Abschn. 2.2.6). Manchmal bauen wir sie in ein Spiel oder im gemeinsamen Geschichtenerzählen ein. Im Abschnitt über Kreativität werden dazu viele Möglichkeiten beschrieben (vgl. Abschn. 5.2). Das Wichtigste ist, dass wir bei den Grundlagen des Brainspotting bleiben, ganz gleich, welchen Zugang und welche Technik wir wählen.

4.3.7 Die Kraft der »Flexibilität und des Anpassens« und fortgeschrittene Zugangstechniken

In den fortgeschrittenen Brainspotting-Trainings lehren wir viele Zugangstechniken für Erwachsene, die Sie gerne für Ihre Arbeit mit Kindern adaptieren können. In der weiteren Ausbildung gibt es eine Folie, die auf die Möglichkeit des *Mischens und Anpassens* (vgl. »Mix and Match« nach Grand 2009b) hinweist, was vergleichbar mit Kochen ohne Rezept ist. Sobald wir uns in der Anwendung der grundlegenden Techniken äußeres Fenster, inneres Fenster und Gazespotting sicher fühlen, erlauben wir uns, mehr unserer Intuition zu folgen – so entwickelt sich ein natürliches Mischen und Anpassen.

Einmal kam ein Student nach einer Schulung für Kinder zu mir und meinte: »Behandlungen mit jungen Menschen bedeuten nicht nur, Brainspotting anzuwenden, sie bedeuten, Brainspotting zu sein.« Ich habe über diesen wunderbaren Satz lange nachgedacht. Er drückt meiner Meinung nach genau das aus, was wir (nicht nur mit jungen Menschen) tun, nämlich die Grundlagen von Brainspotting zu kennen und sie als fortgeschrittene Methode spontan und intuitiv zu integrieren.

Die *z-Achse,* die den räumlichen Abstand (näher oder weiter weg) zum Brainspot aufzeigen soll, lässt sich am natürlichsten in jede Form des Spiels oder des gemeinsamen Geschichtenerzählens integrieren. Dabei mit dem Kind auf dem Boden zu sitzen und einen Zeigestab mit einer Fingerpuppe in der Hand zu haben, während das Kind ebenfalls einen Zeigestab mit einer anderen Fingerpuppe hält, führt spielerisch zu Bewegung. Um auf dem Brainspot zu bleiben, können die Therapeut:innen die Bewegungen entlang der z-Achse ausführen.

Bei der Online-Arbeit erweist sich das *Double-Spotting* als großer Vorteil. Dabei wird erst einen Ressourcen-Blickpunkt gesetzt, bevor man den Aktivierungspunkt sucht. Einen Ressourcenpunkt zu Beginn zu finden, ihn mit einem guten Gefühl im Körper zu verbinden und ihn »für den Fall der Fälle« in der Nähe zu haben, ermöglicht einen sichereren Zugang zum Aktivierungspunkt. Er dient wie ein Airbag im Auto oder wie eine gute Kletterausrüstung fürs Hochgebirge. Klient:innen aller Altersgruppen berichten, dass es hilfreich ist, einen Ressourcenpunkt zur Verfügung zu haben. Den Ressourcenpunkt, der in der Stunde gefunden wurde, kann sich die Klient:in an ihrer Blickrichtung merken. Damit dieser gut gefestigt ist, kann zum Beispiel eine Körperposition, ein Bereich im Körper oder ein inneres Bild vorgestellt werden. Dies ist dann jederzeit leicht abrufbar.

Der beste Weg, auch mit den fortgeschritteneren Techniken umzugehen, ist, sich ihrer bewusst zu sein und darauf zu vertrauen, dass man intuitiv den Zeitpunkt spürt, wann sie am besten integriert werden können.

4.3.8 Ressourcieren und Expandieren

Glücklicherweise sind im limbischen System (nicht nur des Kindes) auch viele Gefühle gespeichert, die wir sehr mögen und die es wert sind, stabilisiert und erweitert zu werden.

Dazu entwickelte David Grand zwei Techniken, das *Resourcing* (Ressourcieren) und das *Expanding* (Expandieren oder Erweitern). Ressourcieren bedeutet, ein gutes Gefühl zu stabilisieren.

Expanding kann verstanden werden als Möglichkeit, in unseren Klient:innen das Gefühl zu wecken, dass »sie fliegen können«, also das Unmögliche als potenzielle Möglichkeit vorzustellen.

Kinder verfügen im Allgemeinen über eine großartige Fantasiewelt. Stellen Sie Kindern die Frage »Stell dir vor, du könntest fliegen! Was würdest du fühlen? Was würde passieren?« und lassen Sie sich von den Antworten überraschen. Sie werden möglicherweise lange Geschichten hören und wunderbare Momente erleben, wenn Sie so Resourcing und Expanding anwenden. Besonders bei anhaltenden Symptomen, und wenn die jungen Klient:innen Schwierigkeiten haben, aus einem Teufelskreis herauszukommen, kann diese Herangehensweise helfen, Zugang zu ihnen zu bekommen. Es kann freudvoll sein, das Vertrauen vertiefen und eine weitere Aktivierung und Verarbeitung von Traumasymptomen ermöglichen.

Darüber hinaus werden Sie Spaß an Ihrer Arbeit als Therapeut:in haben und können eine tolle »Fantasiesitzung« genießen, die Sie vielleicht in Ihrer Arbeit weiterbringt.

Ich Wenn du da hinsiehst, was denkst du, wenn du dir vorstellst, du könntest fliegen?

Jules Oh Monika, ich müsste dann nicht in dieser blöden Matheklasse bleiben. Ich könnte von oben zuhören. Ja, ich würde von der Decke aus zuhören und mich leicht und schwerelos fühlen. Ich müsste nicht ständig diesen drohenden Blick meines Lehrers sehen, der mir sagt, dass ich dumm bin und dass es keine Hoffnung für mich gibt.

Vielleicht verstehe ich so den Inhalt sogar besser. Stell dir vor, ich wäre wieder so gut wie vor der Zeit, als wir diesen Lehrer bekamen. Damals mochte ich Mathe wirklich gerne. Ich konnte sogar meiner älteren Schwester Sachen erklären.

Oh ja, und meine Mutter würde mich nicht ständig fragen: »Hast du deine Mathe-Hausaufgaben gemacht?« Und, hey, ich könnte mich mehr auf die Vorbereitung der mündlichen Prüfungen konzentrieren, in denen ich wirklich gut bin. Wusstest du, dass ich vor Kurzem vor der ganzen Klasse gelobt wurde, weil ich ein Referat über Igel gehalten und es gut gemacht habe? Die Lehrerin meinte, dass bis dahin noch niemand in der Klasse so lebendig und natürlich über dieses Thema gesprochen hätte. Auf dem Heimweg war ich immer noch so, so glücklich. Ich musste laufen und springen, weil ich mich so glücklich fühlte. Ich hätte Bäume ausreißen können. Und an diesem Nachmittag war ich dann so schnell mit all den verdammten Schulaufgaben fertig. Die ganze Welt war so bunt.

4.4 Verarbeitungsprozesse mit Kindern und Jugendlichen

Der Verarbeitungsprozess während einer Brainspotting-Behandlung ist von Fall zu Fall unterschiedlich (vgl. Abb. 9). Dies gilt bei Erwachsenen ebenso wie bei jungen Menschen.

Bevor wir uns in diesem Abschnitt auf die eigentliche Verarbeitung in einem Brainspotting-Prozess konzentrieren, möchte ich nachdrücklich auf unsere Verantwortung hinweisen, als schützende Fachkräfte für Kinder zu handeln. Erwachsene sind in der Regel für sich selbst verantwortlich und haben meist auch die Möglichkeit, auf sich aufzupassen. Falls notwendig, können wir sie dabei zusätzlich unterstützen, zum Beispiel indem wir sie an helfende Institutionen oder Selbsthilfegruppen verweisen. Vielleicht können wir auch durch die Behandlung bereits erreichen, dass sie diese Schritte selbstständig gehen können.

Ein Kind jedoch, das in einer traumatischen Situation lebt, kann nicht wie ein Erwachsener entscheiden, seine Lebensverhältnisse zu verändern oder sogar zu verlassen. Kinder sind in besonderem Maße schutzbedürftig und abhängig. Manchmal sind sie nicht einmal in der Lage, uns, ihren Therapeut:innen, mitzuteilen, dass sie in verheerenden Umständen leben. Für sie war es vielleicht immer schon so, sie kennen es nicht anders, es erscheint ihnen als »normal«. Das Eingangszitat dieses Kapitels von Frederic Schiffer verdeutlicht diese Haltung. Wir tragen also eine besondere Verantwortung gegenüber der jungen Klientel. Dieses Verständnis und dieser besondere Schutz vertiefen die Beziehung und bereiten so einen stabilen Boden für einen tiefgreifenden Brainspotting-Verarbeitungsprozess.

4.4.1 Was braucht ein Kind, um verarbeiten zu können?

Auf dem See verloren gegangen

Neulich, an einem schönen, aber bewölkten Tag, beobachtete ich Segelboote auf einem See. Der Wind war durchschnittlich stark. Ich sah eine Gruppe von »Optimisten«, das sind kleine Boote für Kinder, die vergnügt über die Wellen schaukelten. Als das Wetter zu einem drohenden Gewitter umschlug, fuhren die meisten Boote nach Hause, auch die kleinen Optimisten. Eines jedoch schien verloren gegangen zu sein. Das kleine Boot lag weiterhin, mittlerweile ganz allein, weit draußen im Wasser.

Inzwischen hatte es eine Sturmwarnung gegeben. Ich war erleichtert, als ich das Geräusch eines Motors hörte, um dann sofort zu sehen, wie ein Motorboot zum Optimisten hinausfuhr und das kleine Segelboot mit einem Kind darin sicher nach Hause brachte (siehe Abb. 7).

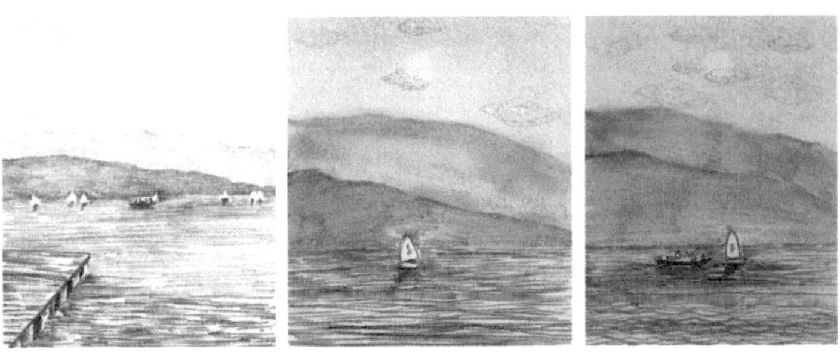

Abb. 7: Segelboote auf dem See

Wenn wir mit Kindern arbeiten, sollten wir als Therapeut:innen die Fähigkeit haben, im gegebenen Fall wie das Motorboot zu handeln, nämlich in der Lage sein, sie zu schützen und, wenn nötig, zu retten. In einem Beziehungsrahmen mit Kindern hat neben der Achtsamkeit somit eine weitere Dimension essenzielle Bedeutung: der Schutz des Kindes!

Unsere Anwesenheit und unser Zusammensein mit den Kindern sind für sie wichtig. Uns zu vertrauen, ermöglicht es ihnen, sich ihren tiefen Gefühlen zu nähern. Sie dürfen spüren, dass sie von uns gehalten werden. Aber was tun wir, wenn der junge Mensch sich öffnet und von einer aktuellen lebensbedrohlichen Situation wie Missbrauch oder Gewalt erzählt?

Oftmals fühlen wir uns als Therapeut:innen überfordert. Unsere limbische Gegenübertragung könnte in uns ein Gefühl von Hilflosigkeit auslösen, dass wir nicht wissen, was wir tun sollen oder wie wir dieser verletzten jungen Seele helfen können. Wir könnten uns verloren fühlen oder erstarren, da wir in Umstände eingeweiht werden, die auch uns verletzen oder überfordern. Solche Gefühle der Ohnmacht begleiten uns als Therapeut:innen.

Dennoch tragen wir eine zusätzliche Verantwortung bei der Arbeit mit Personen, die in Gefahr sind, und dürfen uns nicht von unserer eigenen Hilflosigkeit überwältigen lassen. Wir müssen die Kinder bestmöglich schützen, was auch bedeuten kann, dass wir um Hilfe – zum Beispiel in Form von Supervision – bitten dürfen, wenn wir nicht weiterwissen. Im übertragenen Sinn »müssen wir das Motorboot sein«, ohne aber uns dabei selbst zu gefährden.

Unsere eigenen Gefühle mit den jungen Klient:innen zu teilen, kann sie aufhorchen und verstehen lassen. Es stärkt die Beziehung und sie dürfen erkennen, dass sie uns wichtig sind. Als Therapeut:in könnten Sie sagen: »Ich kann so gut mitfühlen, wie es dir geht« oder »Das macht mich auch traurig«. Dadurch gewinnen Sie Zeit, um Ihre Gedanken zu ordnen, sich Klarheit über die Situation zu verschaffen und die nächsten Schritte zu durchdenken. Danach können Sie die Situation mit dem Kind oder Jugendlichen besprechen und in kindgerechten Worten erklären, sodass es versteht, »das Boot muss gerettet werden«. An diesem Punkt sind einige Kinder vielleicht dankbar und übergeben das »Abschleppseil«, um gerettet zu werden. Andere wehren sich heftig, möglicherweise weil die Täter:innen ihnen gedroht haben, dass etwas Schreckliches passieren würde, wenn sie es jemandem erzählten.

Dann kann ich zum Beispiel fragen: »Was würdest du in meiner Situation tun? Du sollst wissen, dass ich dich beschützen möchte und darauf vertraue, dass wir einen guten Weg finden können, der dich langfristig weiterbringt.«

Unsere Präsenz im Brainspotting ist unterstützend und sie ist essenziell: Sie gibt uns die Chance, in ein tiefes Gespräch einzusteigen und deutlich zu machen, dass wir das rettende Boot und nicht das Gewitter sind. An dieser Stelle teile ich gerne meine Erfahrungen aus ähnlichen Fällen.

Ein berührender Fall, den ich hier als Beispiel anführe, betraf ein Mädchen, das etwa 7 Jahre alt und allein mit seinem Kindermädchen war, als Einbrecher ins Haus kamen und alles mitnahmen, was sie finden konnten. Sie sperrten das Kind in einen Raum und fesselten es, sodass es sich nicht bewegen konnte und nur hörte, was im Haus geschah. Als sie das Diebesgut weggebracht hatten, kamen sie zurück und wurden körperlich übergriffig. Das Kindermädchen entpuppte sich als Freundin der Einbrecher und beobachtete die Szene, ohne einzugreifen. Das kleine Mädchen verstand jedoch, was geschah, da es ihnen zugehört hatte, während es sich nicht bewegen konnte.

Als die Eltern zurückkehrten, gab das Kindermädchen vor, sie sei übergriffig behandelt worden. Die Eltern des Mädchens hatten natürlich keine Ahnung von der Freundschaft zwischen dem Kindermädchen und den Kriminellen.

Als wir in einer Sitzung Brainspotting mit der Mutter und dem kleinen Mädchen machten, wollte das kleine Mädchen mir etwas ins Ohr flüstern, und die Mutter ließ es zu. Das Mädchen berichtete mir wispernd, was sich im Haus zugetragen hatte und ihr angetan worden war. Das Kindermädchen hatte ihr nach dem furchtbaren Ereignis gedroht, wenn sie jemandem die Wahrheit erzählte, würden ihre Freunde zurückkommen und ihren Eltern und ihrer kleinen Schwester das Gleiche antun und vielleicht sogar die ganze Familie umbringen. Ich werde nie die weit aufgerissenen Augen des kleinen Mädchens vergessen, als ich in ihr Gesicht sah.

Instinktiv fragte ich die Mutter, ob es ihr etwas ausmachen würde, einen Moment draußen zu warten, damit ich mit dem Mädchen über ihr Geheimnis sprechen konnte. Als wir allein waren, sah ich einen Blick aus wütenden und ängstlichen Augen. Das Mädchen verschränkte die Arme vor der Brust und sagte: »Alles, was ich dir gesagt habe, war eine Lüge.« Mir schien, dass sie mit dieser Aussage ihre Familie vor den Drohungen der Einbrecher schützen wollte.

Als Therapeutin fühlte ich mich hilflos. Wollte sie möglicherweise Aufmerksamkeit erregen, oder stimmte, was sie während des Brainspotting-Prozesses gesagt hatte? Persönlich hatte ich das Gefühl, dass alles wahr war. Ich setzte mich also hin, und während sie auf den Boden starrte, erzählte ich ihr die Geschichte einer anderen Klientin, der etwas Ähnliches passiert war. Als diese andere Familie die Wahrheit erfuhr, fanden sie heraus, dass ihr Kindermädchen von den Dieben abhängig war. Gemeinsam und mithilfe der Polizei verhafteten sie die Verbrecher und halfen dem Kindermädchen, ein neues Leben zu beginnen.

Das kleine Mädchen schaute zu mir auf. Wahrscheinlich überprüfte sie, ob sie mir vertrauen könne. Ich verwendete in dieser Sitzung als Zeigestab eine der ersten Stoffenten, die sich in ein Krokodil verwandeln können (vgl. Abschn. 4.4.5). Während des ausführlichen Verarbeitungsprozesses drehte sie sich um, sah den »Enten-Brainspot« an und sagte etwas sehr Rührendes: »Weißt du was? Ich denke, wir sollten mit meiner Mutter reden, aber diese Ente braucht erst Flügel, damit ich wegfliegen kann, wenn die Situation wirklich gefährlich wird.« Wir befestigten schnell ein paar Papierflügel an der Ente und baten die Mutter wieder hereinzukommen. (Sie können an der Aussage »Die Ente braucht Flügel, damit *ich* wegfliegen kann« erkennen, wie sich Kinder mit der Figur als Pointer selbst identifizieren.)

Glücklicherweise wurde der Fall in den nächsten Tagen aufgeklärt. Die Eltern waren kooperativ, verstanden ihre Tochter und unterstützten sie voll und ganz. Ich hatte recht mit der Annahme, dass ihre »Lüge« ein Selbstschutz war.

Das Leben wurde wieder stabil in dieser Familie und die CrocoDuck besitzt nun Flügel. Diese Veränderung verdanke ich diesem kleinen Mädchen und erachte sie in der Kreation des Stofftieres als essenziellen Teil.

Die Flügel der CrocoDuck erinnern mich immer daran, in der Arbeit mit Kindern und Jugendlichen, die sich in Gefahr befinden, eine weitere Dimension in den Brainspotting-Prozess miteinzubeziehen: ein offenes Ohr und Herz für den erforderlichen Schutz!

Ich nehme Kinder ernst, sowohl in problematischen Situationen als auch in alltäglichen Familiensituationen, und versuche, bei Bedarf das Rettungsboot zu stellen oder zu sein. Wenn notwendig, beziehe ich die Eltern, Betreuer:innen, andere Vertrauenspersonen oder Institutionen mit ein.

4.4.2 Zugänge zur Verarbeitung über den Zeigestab oder kindgerechte andere Utensilien

Wir arbeiten mit Kindern in vielen verschiedenen Situationen und stellen uns jeweils auf ihre Wesensart und Lebensweise während der Behandlung ein. Brainspotting in einem Krankenhaus zum Beispiel während einer schmerzhaften Behandlung könnte bedeuten, das Kind in den Behandlungsraum zu begleiten, einen Ressourcen-Gazespot zu suchen und die Fantasie des Kindes anzuregen, sich etwas vorzustellen, wie der Schmerz zu ertragen wäre.

Ganz anders kann man in einem Behandlungsraum vorgehen, wo man mit dem Kind das Thema direkt besprechen kann. Dort verwenden wir unterschiedliche therapeutische Techniken, mit denen wir Brainspotting verbinden. Wir sitzen zum Beispiel auf dem Boden oder verwenden eine Fingerpuppe auf dem Zeigestab. Kinder und Jugendliche lieben das. Sie sind auch fasziniert davon, dass ihr Blick auf den Stab bei ihnen Gefühle auslöst, und sie fragen: »Was machst du hier? Ist das Magie?«

In allen Arbeitssituationen ist klassisches Brainspotting mit dem Zeigestab genauso möglich wie mit jedem anderen kreativen Werkzeug, beispielsweise mit Stofftieren, Fingerpuppen, Taschentüchern, Steinen, Zeichnungen, Bausteinen etc. Indem wir uns an die Situation des Kindes anpassen, eröffnen sich viele Möglichkeiten, um Zugang zum Prozess zu finden. Mehr dazu finden Sie in Abschnitt 2.2. Unsere Fantasie und die der Kinder ermöglichen spontane und effektive Wege, im richtigen Moment den richtigen Zugang zu finden.

4.4.3 Keine diagnosespezifische Brainspotting-Behandlung

Student:innen fragen manchmal, ob es beim Brainspotting mit Kindern und Jugendlichen einen konkreten Zugang für gewisse Symptome oder Diagnosen gibt. Auch Therapeut:innen wollen oft wissen, ob es für eine spezielle Diagnose in einem bestimmten Bereich des Gesichtsfeldes einen Brainspot gibt und wo sie den Zeigestab genau platzieren sollen, d. h., welcher Abstand für welches Symptom am besten geeignet ist. Ob der Pointer vielleicht auf der rechten Seite gehalten werden sollte, wenn das Kind ein sehr frühes Trauma verarbeitet?

> Brainspots werden aufgrund ihrer Relevanz für die einzigartigen physiologischen Aktivierungen der Klient:innen lokalisiert und nicht aufgrund von Diagnosen aus einem Handbuch. Das Prinzip der Ungewissheit und der doppelte Einstimmungsrahmen erfordern, dass Therapeut:innen jede Person in ihrer Einzigartigkeit behandeln.

Insofern gibt es fürs Brainspotting kein »Rezept«, das sich an einer Diagnose orientiert. Die täglichen Erfahrungen unterstützen und stärken diese Überzeugung. Jeder Klient und jede Klientin bestimmt für sich das Thema des Prozesses, und als Therapeut:innen sind wir oft von den zutage geförderten Inhalten überrascht. Die Offenheit dieses Modells ermöglicht eine unglaubliche Tiefe in der Aufarbeitung traumatischer Situationen oder auch schwieriger Lebensereignisse und gibt der Behandlung eine besondere Note. Als Therapeut:innen erhalten wir viele »Geschenke«, indem wir einen tiefen und unvorhersehbaren Zugang zulassen, der durch unsere Präsenz unterstützt wird.

Diese Haltung schließt das Wissen um eine Diagnose nicht aus. Diese kann uns klare Unterstützerin sein, um eine Idee darüber zu entwickeln, worunter unsere Patient:innen jeweils leiden. Diagnosekriterien haben ihre Wichtigkeit und Funktion. Während der Behandlung mit Brainspotting darf man sich jedoch ganz auf das Gegenüber einlassen, um zu erfahren, was verarbeitet wird – unabhängig von dem, was man vielleicht meint, was verarbeitet werden sollte.

Ich würde auf die obige Frage sogar mit einer Gegenfrage antworten: »Sind die Gehirne von Hans und Jane gleich oder unterschiedlich, – obwohl sie beide mit einer posttraumatischen Belastungsstörung leben? Und wie ist das bei einer Depression? Bei Bulimie? Oder welcher Diagnose auch immer?«

Brainspotting ist eine gehirn- und körperbezogene therapeutische Technik. Jedes Gehirn ist einzigartig und unterscheidet sich von allen anderen in seinem komplexen Verschaltungsmustern. Daher ist auch jeder Brainspotting-Prozess von Natur aus einzigartig. Dies gilt bei Erwachsenen genauso wie bei Kindern. Wir haben die Möglichkeit, die Brainspotting-Methode an die jeweilige Situation bei jedem Einzelnen anzupassen. Dies ist eine herrliche Herausforderung und Freude besonders beim Brainspotting mit Kindern. Beispielsweise kann ein Brainspotting-Therapeut auf ein Mädchen mit Bulimie eingehen, in dem er den Zeigestab durch ihre gemalten Bilder ersetzt. Bei einem anderen Mädchen desselben Alters, derselben Kultur und Sprache, das ebenfalls an Bulimie leidet, kann er den klassischen Zeigestab verwenden und beiden gleichermaßen helfen.

Es könnte gefragt werden: »Glauben Sie, dass die gleiche Brainspotting-Behandlung für Juan aus Südamerika, der auf einem Bauernhof lebt, und Hans aus Österreich, der ebenfalls auf einem Bauernhof lebt, angewendet werden kann? Beide sind gleich alt und leiden unter Angststörungen?« Oder: »Glauben Sie, dass es für Jane aus ländlicher Umgebung die gleiche Brainspotting-Behandlung gibt wie für Maria aus einer Großstadt?« Die klare Antwort wäre, dass die gleichen kreativen Techniken mit dem Zeigestab (z. B. das Aufsetzen einer Handpuppe in Form einer Kuh) verwendet und ähnliche Fragen gestellt werden könnten. Die Behandlung erfordert jedoch, dass wir als Behandler:innen mit allen Sinnen auf die individuellen Geschichten und die Körpersprache unserer Klient:innen achten und ihnen zuhören. Es ist von entscheidender Bedeutung, die Ungewissheit zuzulassen, wie der Prozess verlaufen wird, und den einzigartigen Zugang für die individuelle Verarbeitung jedes Kindes zu finden, unabhängig davon, ob deren Symptome oder Hintergründe ähnlich sind.

> Die 9-jährige Sue kam wegen ihres Stotterns in meine Praxis. Wir verwendeten die Technik des ko-kreativen Geschichtenerzählens. Ich hatte eine Fingerpuppe auf dem Zeigestab und gemeinsam entwickelten wir eine Geschichte über ihre Schwierigkeit, im Fluss zu sprechen. Plötzlich sagte sie: »Warte, ich muss darüber nachdenken, was ich sagen will.« Sie schaute eine ganze Weile still auf die kleine Handpuppe und überlegte, was sie sagen wollte. Sie bewegte ihren Kopf langsam, schluckte, änderte ihre Position und schaute weiterhin auf die Puppe. Erst nach einiger Zeit erzählte sie die Geschichte weiter.

Sue verarbeitete auf natürliche Weise und ließ, ohne es zu benennen, ihren Körper für sie sprechen. Sie erlaubte sich dies, weil sie die Kraft darin spürte. Ihre Erklärung für die längere Stille war: »Warte, ich muss darüber nachdenken, was ich sagen will.« Wie oben beschrieben, können Sie an diesem Beispiel erkennen, dass der Zugang ein individueller ist. Ich hätte dies niemals vorgeben können, etwa durch »Warte, du musst dir die Antwort erst überlegen«, und dabei erwarten können, dass sie von selbst verarbeitet. Durch die offenen Vorgaben, die das Vertrauen der Therapeut:innen in die Fähigkeit der Selbstorganisation der Klient:innen erlaubt, war dies jedoch sehr gut möglich.

Während eines Intensivtrainings mit David Grand unterhielten wir uns über die Stille beim Brainspotting, und ich lernte eine wichtige Lektion:

> »Jede Intervention, die wir setzen, soll helfen, eine tiefere Verarbeitung zu ermöglichen.«

Bei der Arbeit mit Erwachsenen ist das stille Warten ein wesentlicher Bestandteil unserer Brainspotting-Behandlungen, und das gefällt mir in vielerlei Hinsicht. Es bedeutet, dem Gehirn unserer Klient:innen zu vertrauen, sie nicht zu unterbrechen und ihnen zu erlauben, ihre ganz persönliche Integration vorzunehmen.

Bei Kindern beobachten wir das Phänomen der Stille ebenso. Sie verarbeiten genauso beim Spielen, beim Kreativsein etc. Es kann sein, dass sie ihre Aktivierung plötzlich unterbrechen, um zu verarbeiten oder die Verarbeitung in ihr Spiel, ihr Gespräch usw. einzubeziehen. Einige der kreativen Methoden, die bei der Verarbeitung zum Einsatz kommen, werden im weiteren Verlauf des Buches noch ausführlicher beschrieben (vgl. Abschn. 5.2).

Die große Herausforderung für uns besteht darin, diese wichtigen Momente zu erkennen und sie einzufangen. Dabei eröffnen sich viele Möglichkeiten, wie wir dies tun, beispielsweise indem wir Stille zulassen, uns auf ein Spiel einlassen, ko-kreativ Geschichten erzählen, einfach beobachten, Fragen stellen oder Interventionen setzen.

Nach meiner Erfahrung in der Arbeit mit Kindern und Jugendlichen in vielen verschiedenen Kulturen und Situationen scheint es mir sicher, dass auch Kinder in Form des Flucht-, Kampf- oder Erstarrungsmodus verarbeiten. Warum? Sie können nicht vor uns sitzen wie Erwachsene und uns erzählen: »Als ich drei Jahre alt war, konnte ich nicht davonlaufen, aber ehrlich, wenn ich jetzt daran denke, will ich nur weg.« Wenn wir auf Kinder treffen, sind sie meist noch in ihrem Gefühlsdschungel gefangen und in ihrer Entwicklung noch nicht so weit, dass sie über das, was ihnen in der Vergangenheit widerfahren ist, sprechen könnten. Sie vermögen meist gar nicht zu differenzieren, was war und was ist.

Die Beobachtungen, dass Kinder am Brainspot ausagieren, was sie spüren, sind sehr hilfreich für die Arbeit mit jungen Klient:innen.

Ich habe in meinen Videoanalysen bemerkt, dass junge Menschen, nachdem der Aktivierungspunkt gefunden wurde, beispielsweise die

Fingerpuppe am Pointer »schlagen«, aufstehen und durch den Raum laufen, sich hinlegen und den Kopf unter einem Kissen verstecken, dreimal während des Verarbeitungsprozesses die Toilette besuchen, beginnen, mit dem Fensterriegel zu spielen, Schimpfwörter verwenden oder sich ganz eng »in die Eltern« verkriechen. Sind das nicht alles Verhaltensweisen, die mit dem Flucht-, Kampf- und Erstarrungsverhalten vergleichbar sind? In meinen Augen auf jeden Fall.

Die Integration einer traumatischen oder belastenden Erfahrung kann in einer Sitzung auf eine Art und Weise stattfinden, dass die Betroffenen ihre Emotionen so zeigen, wie sie entweder reagiert haben oder aber gerne reagiert hätten, als die emotionale Wunde zum ersten Mal auftrat. Sie könnten etwa aggressiv, hyperaktiv, traurig oder panisch reagieren, um ihren Überlebensmodus auszudrücken. Wenn man ihnen die Möglichkeit gibt, ihr Flucht-, Kampf- oder Erstarrungsverhalten in einer sicheren Umgebung zu zeigen, ist das eine Chance für das junge Gehirn, das Geschehene zu integrieren und somit die posttraumatische Reaktion zu verändern. Dies entspricht in etwa dem, wenn Erwachsene zum Beispiel im Verarbeitungsprozess ansprechen: »Damals wäre ich am liebsten davongelaufen ... Wenn ich mich nur hätte wehren können ... Wenn ich daran zurückdenke, überkommt mich ein Gefühl der Hilflosigkeit, ich war einfach handlungsunfähig ...« An dieser Stelle kann dann Integration stattfinden.

Ich konnte diese Art der Verarbeitung bei Kindern beobachten, die extrem hyperaktiv wurden oder ständig zum Fenster oder zur Tür rannten oder aber einfach nur dasaßen und die Hand ihrer Mutter hielten, während sie bitterlich weinten, ohne zu wissen, warum. Wenn dies geschieht und die Eltern oder Betreuer:innen während der Behandlung im selben Raum sind, informiere ich sie meistens über den nachvollziehbaren Grund dieses Verhaltens. So haben sie nicht das Gefühl, das Kind während der Behandlung erziehen zu müssen, und stören ihre Kleinen nicht, während diese etwas sehr Wichtiges verarbeiten. Das ist sehr wichtig. Eltern tendieren zum Beispiel dazu zu sagen: »Hans, kannst du nicht still mit der Frau Baumann arbeiten, wir kennen dich ja gar nicht so?« Wenn ich diesen Eltern erkläre, dass dies heute, hier und jetzt ein gutes Verhalten ist, sind sie beruhigt und lassen ihren Hans so verarbeiten, wie es sein Gehirn benötigt und erlaubt.

Manchmal wird angenommen, dass Verarbeitungsprozesse mit Kindern erstaunlich schnell seien. Aber Brainspotting mit Kindern ist genauso wie bei Erwachsenen »Kochen ohne Rezept«. Es kann in dieser Altersgruppe jeder mögliche Zeitrahmen beobachtet werden. Kleine Kinder sind allerdings oft noch sehr »rein« in ihrer Art zu vertrauen und zu glauben. Das kann ihnen in der Tat helfen, schnelle Selbstheilungsprozesse in Gang zu setzen, die mit ihren Fantasiewelten angereichert sind.

Sehr oft fragen Kolleg:innen, ob wir während eines Brainspotting-Prozesses mit Kindern mehr reden als mit Erwachsenen. Auf diese Frage gibt es keine eindeutige Antwort. Wie bereits erwähnt, gibt es Kinder, die schnell verarbeiten, und andere, die lange schweigen können und ihren inneren Weg der Verarbeitung gehen.

> Ich lade Sie ein, sich an Ihre Kindheit zu erinnern, an eine Situation, in der Sie gerne etwas Besonderes gemacht haben. Können Sie sich daran erinnern, wie lange es Ihnen vorkam, fünf Minuten warten zu müssen, oder wie endlos es Ihnen erschien, auf ein besonderes Ereignis wie eine Geburtstagsfeier, Weihnachten oder eine Aufführung in der Schule zu warten?

Fünf Minuten können eine Ewigkeit für einen jungen Menschen bedeuten.

Wenn man sich dessen bewusst ist, können 30 Sekunden der Verarbeitung für ein kleines Kind genauso intensiv sein wie 30 Minuten für einen Erwachsenen. Meine allgemeine Erfahrung in der Brainspotting-Behandlung mit jungen Menschen ist, dass sie häufig tatsächlich weniger Zeit brauchen, um ihre emotionale Verarbeitung zu vertiefen und daher »schneller« zu sein scheinen. Wie bereits erwähnt, kann es aber auch ganz anders sein. Für uns Fachkräfte ist es wichtig, offen zu bleiben für das, was kommt, was die jungen Menschen brauchen, und sich überraschen zu lassen.

4.4.4 Der »Doppeleffekt«

Unabhängig vom Symptom verwandelt sich der Belastungspunkt oft in einen Ressourcenpunkt. Der Brainspot, an dem ein Kind ein aktiviertes Körpergefühl hat und die Bedrohung durch dieses Symptom zutiefst spürt, wird oft durch tiefes Verarbeiten zu einem Ressourcenpunkt. Dies in den Brainspotting-Behandlungen erfahren zu dürfen, bestätigt, dass wir über diese Fähigkeit verfügen. Wie schon häufig beschrieben, sind Kinder noch so natürlich, dass sie oft zum guten Ende einen leichteren Zugang haben.

Als meine drei Töchter noch viel jünger waren, war es natürlich meine Aufgabe, Grenzen zu setzen. Manchmal redete ich laut, vielleicht zu laut, und das gefiel meinen Mädchen nicht. Eines Tages, nach einem solchen Ereignis, wurden sie eingeladen, auf den Weihnachtsmarkt zu gehen. Sie kamen mit einem Geschenk nach Hause, das sie mir mitgebracht hatten. Es war ein kleiner »Hampelmann-Engel« aus Holz. Sie sagten: »Mama, immer, wenn du uns zu laut wirst, ziehen wir an dem Hampelmann-Engel und zeigen dir, dass du auch wie ein Engel sein kannst!« Ich umarmte sie berührt für diese herzige Idee, dankbar dafür, dass sie wussten: In ihrer Mama lebt auch ein Engel, wenn sie die sogenannten »gesunden Grenzen« setzt. Zu diesem Zeitpunkt hatte ich noch keine Ahnung, wie jene Episode mir später bei meinen beruflichen Behandlungen von großer Bedeutung sein würde. Meine Töchter brachten mir auf wunderbare Weise bei, dass das Gehirn nach oder sogar während einer schwierigen Situation großartige Wege finden kann, zu reagieren. Der kleine Engel hängt heute immer noch an unserem Küchenfenster, während meine Töchter bereits junge Frauen sind.

Einige Jahre später wurde ich in Brainspotting ausgebildet. Eine kleine Gruppe von Therapeut:innen arbeitete intensiv mit David Grand. Er versuchte uns zu erklären, dass sich der belastende Brainspot in einen Ressourcen-Brainspot verwandeln kann. Während wir dazu noch viele Fragen hatten, sprang der sonst sehr gelassene David auf und rief: »... der Aktivierungspunkt *ist* der Ressourcenpunkt.« Dabei betonte er laut und deutlich das Wort »ist«.

> Sobald ein Klient einen Zugangspunkt zur Aktivierung gefunden hat, kann sein Gehirn die emotionale Schwere der Aktivierung verarbeiten und in ein neutrales Gefühl umwandeln. Diese Reorganisation des neuronalen Netzes hilft ihm, das Problem oder Symptom anders zu empfinden, und so wird der ursprüngliche Aktivierungspunkt zu einem ressourcenorientierten Brainspot.

Lebensgeschichten und Ereignisse ändern sich nicht durch die Therapie, aber die Gefühle dazu können sich ändern! Wir geben unseren Klient:innen die Möglichkeit, alles zuzulassen und zu begrüßen, was auftauchen könnte, ganz gleich wie grausam es auch gewesen sein mag. Verarbeitung zuzulassen ist eine Ressource. Unsere Haltung von »Hier darf alles sein« erlaubt Zugänge zu Bereichen, die unsere

Klient:innen häufig sonst nicht gehabt hätten. Denken Sie daran, wenn Ihnen während eines Brainspotting-Prozesses gesagt wird: »Ich habe das noch nie mit jemandem geteilt.«

Fasziniert von Davids Unterricht wurde ich viel mutiger, den Aktivierungspunkt zu nutzen. Ich vertraute dem Verarbeitungsprozess und konnte oft ein Ressourcengefühl am Ende der Sitzung beobachten. Nie bereute ich diesen wichtigen Lernschritt in meiner Brainspotting-Entwicklung. Wenn ich aus heutiger Sicht auf Davids Aufspringen aus dem Stuhl zurückblicke, erinnert mich das an den »Hampelmann-Engel« an meinem Küchenfenster. Obwohl wir als Therapeut:innen vielleicht wie »kleine Teufel« werden, um unsere jungen Klient:innen mit ihren Symptomen zu konfrontieren, werden wir gleichzeitig zu »kleinen Engeln«, wenn sich ihr Aktivierungspunkt in einen Ressourcenpunkt verwandelt.

> Bald nach diesem Gespräch mit David arbeitete ich in einem Kinderheim und an diversen Projekten, bei denen ich Kinder und Jugendliche behandelte. Eines Tages bat mich eine Pflegerin, mich um ein unglückliches neues kleines Mädchen zu kümmern. Es liebte es zu malen, und so zeichneten wir dunkle Wolken auf Papier, die ihre depressive Stimmung ausdrückten. Ich nutzte dieses Bild statt des Zeigestabs und half ihr, ihr schwieriges Leben zu verarbeiten. Am Ende des Prozesses erwähnte sie, dass es sich nun wie die Sonne anfühlte und nicht mehr wie bedrohliche Wolken. Ich drehte das Blatt Papier um, und wir malten die Sonne auf die Rückseite. Das Brainspotting der Sonnenseite bedeutete eine Stärkung ihrer Selbstheilungskräfte, und es wurde zu einer natürlichen Ressource für sie. Sie verließ die Sitzung mit dem »Sonnengefühl« in ihrem Körper und in ihrem Geist, wobei sie auch anerkannte, dass das Wolkengefühl da sein darf, wenn es nötig ist.

Kürzlich fand ich einen Ausdruck für diese Art der Behandlung: *Doppeleffekt.* Ich schrieb gerade einen Artikel für eine deutsche Trauma-Zeitschrift, als er mir in den Sinn kam, vielleicht wie bei einer Verarbeitung. So beobachte ich oft die Verarbeitung bei Kindern an ihrem Aktivierungspunkt. Wenn sie den richtigen Punkt finden und Vertrauen in sich selbst haben, geben sie die Erlaubnis und setzen damit die Selbstheilungskräfte in Gang. Sie spüren an diesem Punkt ihr Leben von der »Sonnenseite«!

Wie funktioniert der »Doppeleffekt«?

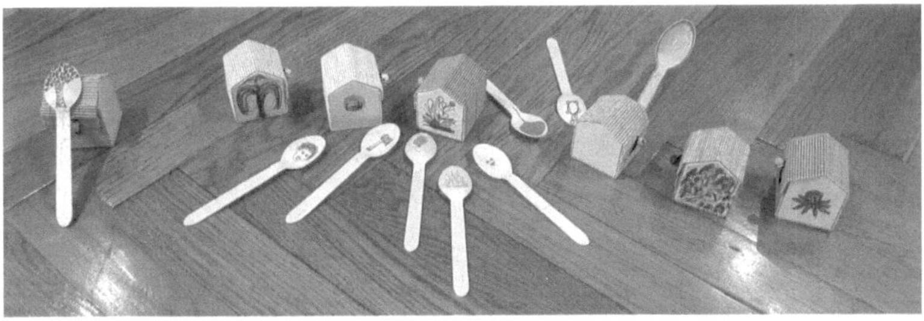

Abb. 8: Materialien für die Nutzung des »Doppeleffekts«

Ich verwende in diesem Fall kleine Schachteln, Steine, Karikaturen, Holzlöffel usw. mit zwei Seiten, um den Zeigestab zu ersetzen (vgl. Abb. 8). Während ich mit dem Kind über seine Symptome spreche, versuchen wir, ein Symbol zu finden, das die »unerwünschten Gefühle« des Kindes repräsentiert. Die meisten davon sind dunkel und bedrohlich, wie schlechtes Wetter, ein Vulkan oder ein wildes, gefährliches und aggressives Tier, zum Beispiel ein Tiger oder eine Löwin. Oder kleine ängstliche Mäuse, eine neblige Landschaft, Monster usw. Kinder sind sehr kreativ, wenn es darum geht, herauszufinden, was ihre Gefühle repräsentiert.

Wenn das Kind ein Symbol gefunden hat, kann es auf eine Seite des Objekts malen. Ich benutze dieses Kunstwerk als Zeigestab, und die Kinder können ihren therapeutischen Brainspotting-Prozess durchlaufen (einen Ort finden, der mit dem Körpergefühl verbunden ist, verarbeiten usw.). Die eigentliche Verarbeitung ist immer noch der wichtigste Moment dieser Behandlung und bedeutet, dass wir das klassische Brainspotting an Kinder anpassen mit dem Ziel, die traumatische Erfahrung im Gehirn als weniger bedrohliches Ereignis oder Gefühl zu integrieren. Wenn sich die Kinder oder Jugendlichen besser, wohler oder erleichtert fühlen, spreche ich mit ihnen über ihre positiven Gefühle und wie diese in ihr Leben integriert werden können. Für den positiven Zustand wird ein Symbol gefunden und auf die andere Seite des Objekts gemalt (vgl. Abb. 9). Die »andere Seite« des Objekts wird somit zu einer *Ressourcenseite* und kann in den Grounding-Brainspotting-Prozess als ein Gefühl von Geerdetsein eingebunden werden.

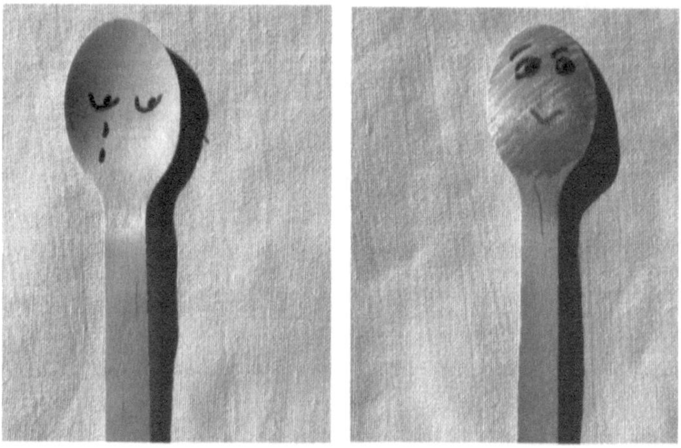

Abb. 9: Der »Doppeleffekt«: Anwendungsbeispiel

Je mehr ich mit dem Doppeleffekt arbeite, desto mehr verstehe ich, dass in seiner Einfachheit der größte Teil des theoretischen Hintergrunds der Traumatherapie enthalten ist:

- Der Doppeleffekt ermöglicht mir, dem Kind zu zeigen, dass jede Traumareaktion, auch wenn es sich um unerwünschtes Verhalten handelt, eine sinnvolle Reaktion ist. Ich erkläre zum Beispiel, dass ein Leben ohne Aggression es uns unmöglich machen würde, uns im Bedarfsfall zu verteidigen. Ein Leben ohne Angst würde bedeuten, dass wir ungeschützt oder wehrlos lebten, weil Angst uns davor bewahren kann, impulsive Dinge zu tun (beispielsweise über eine Straße zu laufen, ohne zu schauen, oder auf hohe alte Bäume zu klettern, obwohl deren Äste brechen könnten). Jedes unerwünschte oder ungeliebte Verhalten ist wichtig, weil es unser Leben retten kann. Kinder und Jugendliche können lernen, wie sie ihre Reaktionen auf ein Trauma im täglichen Leben nutzen können. Können sie neue Reaktionen auf ein Trauma lernen, wenn ihr Gehirn Bedrohung fühlt? Nein!
- Das Kind hat keine andere Reaktionsmöglichkeit zur Verfügung als sein »unerwünschtes Verhalten«. Seine psychosomatischen Symptome, seine Ängstlichkeit und Blockaden sind gesunde Antworten auf emotionale Überforderung. Einen Brainspot-

ting-Prozess mit seinen Symptomen durchzuführen, gibt ihm die Möglichkeit, diese Art des Seins zu akzeptieren oder sogar ihre Bedeutung nachzuvollziehen. So kann der symptomatische Belastungszustand aufgelöst werden. Dies eröffnet gute Gefühle, und plötzlich brauchen die Kinder ihre Symptome nicht mehr, um zu überleben oder sich zu schützen.

- Der Doppeleffekt kann gern auch in Anwesenheit der Eltern oder Betreuer:innen während der Behandlungen genutzt werden. Sie können darin geschult werden, das verwendete Objekt im täglichen Leben ihres Kindes einzusetzen, um ihm bei der Integration traumatischer Erfahrungen zu helfen. So können sie zum Beispiel ein Kind, das aggressiv ist, wissen lassen, dass es im Moment nicht in Gefahr ist und daher keine »Angriffsreaktion« auf eine Situation benötigt.
- Schließlich kann es für die Klient:innen äußerst hilfreich sein, das Therapieobjekt (den für den Doppeleffekt genutzten Gegenstand oder auch den Zeigestab) mit nach Hause nehmen zu können. So werden sie außerhalb der Sitzungen immer wieder daran erinnert, dass all die Veränderungen in ihnen nun Teil ihres täglichen Lebens sind. Dies ist eine einfache Möglichkeit, sich zu erden und das zu verstärken, was sie während der Verarbeitung gefühlt haben.
- Der Doppeleffekt lässt sich auch mit kreativem Geschichtenerzählen verbinden. Ein Stofftier oder ein Bild übernimmt die Funktion des Zeigestabs und hilft dem Kind, tiefer zu gehen und zu spüren, was in seinem Gehirn vor sich geht. Vor allem die Jüngeren identifizieren sich mit dem Helden oder der Heldin der Geschichte. Die Hauptfigur repräsentiert ihr Verhalten, und so ist die Veränderung der Ressource für sie überaus real. – Das Erzählen von Geschichten ist oft nur der Anfang. Sobald die Kinder Teil der Geschichte sind, teilen sie ihre eigenen Erfahrungen, Probleme, Traumata und Gefühle. So entwickelt sich ein ko-kreatives Geschichtenerzählen. Am Ende der Geschichte ist der Hauptakteur (ursprünglich mit dem Symptom identifiziert) verändert, so wie Wolken manchmal plötzlich die Sonne durchscheinen lassen.

4.4.5 Die CrocoDuck als Beispiel für den Doppeleffekt

Wie schon früher in diesem Buch erwähnt, entwickelte ich bei der Brainspotting-Arbeit mit Kindern ein Stofftier, das bei Kindern sehr beliebt ist. Es handelt sich um eine kleine Ente, die sich in ein Krokodil verwandeln kann, oder andersrum (vgl. Abb. 10).

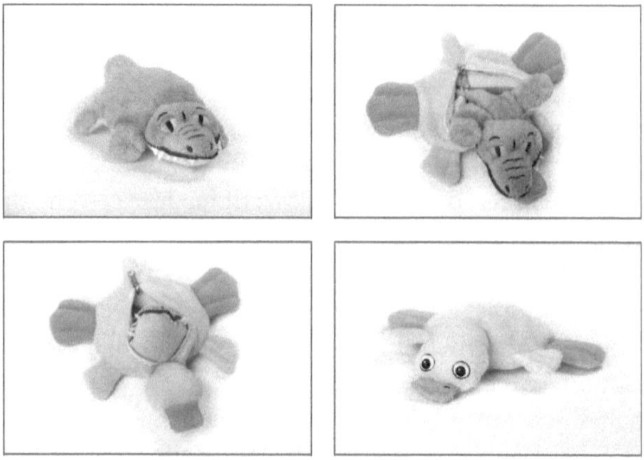

Abb. 10: Die CrocoDuck und ihre Verwandlung

Ein kleiner Junge aus einem Kinderheim war sehr aggressiv. Er war vielleicht 4 Jahre alt, lebte noch nicht lange an diesem sicheren Ort und zeigte eine entwicklungsverzögerte Sprache. Niemand wusste etwas von seiner Lebensgeschichte. Die Mitarbeiter:innen baten mich, mit ihm Brainspotting zu machen. Wir beide kannten einander seit seiner Aufnahme und mochten uns sehr. Wir setzten uns, und ich fragte ihn, wie er sich fühle, wenn er mit den Händen gegen die Wand stieß und die anderen Kinder schubste. Er verschränkte die Arme, schaute beschämt zu Boden und antwortete leise: »Wie ein Krokodil.« Spontan zeichnete ich ein Krokodil auf ein kleines Blatt Papier.

Als ich den Brainspot mithilfe des äußeren Fensters gefunden hatte, hielt ich das Papier an diesen Punkt, um ihm zu helfen, seine Probleme während des Visualisierens zu spüren. Er schwieg und betrachtete das Tier weiter. Plötzlich kullerten ihm dicke, leise und langsame Tränen über die Wangen. Es folgten lange Momente der Stille. Ich hielt das Papier mit dem Krokodil in einer Hand und berührte mit der anderen Hand seine Schultern. Er lehnte sich zu mir. Meine Hand konnte seine Verspannung, gefolgt von Entspannung, deutlich spüren. Nach einer Weile wischte er sich die Tränen weg, putzte sich die Nase und antwortete auf eine Frage von mir: »Ich könnte auch eine schwimmende Ente sein, die um Hilfe quakt.« Ich drehte das Papier um und malte eine kleine Ente auf die Rückseite.

Nach dieser Sitzung erzählten wir einer Betreuerin von der Idee des Jungen. In den folgenden Tagen benutzte das gesamte Personal das Zettelchen mit dem Krokodil und der Ente, um dem Kleinen zu helfen. Jedes Mal, wenn er wieder aggressiv wurde, berührten sie ihn sanft an der Schulter und sagten ihm, dass jetzt keine Gefahr mehr bestehe und er auch wie eine kleine Ente sein könne.

Mir gefiel die Idee dieses Jungen, die Art wie er den Doppeleffekt ausdrückte, und ich begann ein Wendestofftier zu entwerfen, das sich von einem Krokodil in eine Ente und wieder zurück verwandeln konnte. Darüber hinaus wollte ich die Möglichkeit einer zusätzlichen Einnahmequelle für dieses Kinderheim schaffen. Ich entwickelte noch weitere solcher Tiere und nannte sie »Varipets«.[5]

Es gibt viele Möglichkeiten, die CrocoDuck zu verwenden. Brainspotting kann entweder mit der gelben Ente (Angst, Schüchternheit, Hyperaktivität usw.) oder mit dem grünen Krokodil (Aggressivität oder Faulheit usw.) begonnen werden. Kinder werden Ihnen viele Ideen geben, da sie ihre Geschichten meist auf die CrocoDuck projizieren.

Wie das Wendestofftier beim ko-kreativen Geschichtenerzählen oder als Ersatz für den Zeigestab eingesetzt werden kann, zeigt das folgende Beispiel.

Tom kam mit seinen Eltern in meine Praxis und wünschte sich, weniger aggressiv zu sein. Auf meine Frage, wie er denn seine Aggression ausdrücke, erfuhr ich, dass er eigentlich ein stiller und lieber Junge sei. Manchmal jedoch, völlig unerwartet, beginne er zu schreien, zu streiten und sogar seine Eltern oder Geschwister zu treten.

Nachdem wir über sein Verhalten gesprochen hatten, holte ich mein Krokodil heraus (die Ente war nach innen gedreht) und fragte ihn, ob er sich wie ein Krokodil fühle, das manchmal eine Situation beobachtet und dann von einer Sekunde auf die andere das Bedürfnis verspürt, anzugreifen. Er bestätigte meine Beschreibung und spielte gerne mit dem kleinen Krokodil.

Ich begann eine Geschichte zu erzählen und sagte, dass sich das Krokodil genauso fühle wie er, aber lernen konnte, sein Verhalten zu

5 Wenn Sie mehr über dieses Projekt erfahren möchten, besuchen Sie die Homepage: www.varipets.com. Dort finden Sie Lehrvideos und einige Kindervideos, in denen Kinder als Geschichtenerzähler:innen mit der CrocoDuck agieren. Auch David Grand ist dabei zu sehen, wie er in die Rolle eines Kindes schlüpft.

kontrollieren. Das Krokodil hab gelernt, dass Aggressivität ein wichtiges Verhalten sei, um sich zu verteidigen, dass es dieses Verhalten aber nicht sehr oft brauche. Stattdessen habe es gelernt, um Hilfe zu bitten oder seine Gefühle auszudrücken.

Der Junge war sehr konzentriert und wollte sehen, wie das funktionierte. Ich teilte ihm mit, dass ich seine Hilfe brauchen könnte, und ließ ihn wissen, dass das Krokodil auf einem Stein saß und über seine schlechten Gefühle sprach.

Ich fragte ihn, ob er eine Ahnung habe, wo dieser Stein sei, auf dem er sich mehr wie das Krokodil fühlen würde: links von ihm oder vor ihm oder mehr rechts von ihm? Der Junge zeigte sofort nach links. Ich fragte ihn, was er in seinem Körper spüre, wenn das Krokodil angriffsbereit sei, und er antwortete: »Hitze, die in meiner Kehle hochsteigt.« Mit dieser Information führte ich das Krokodil entlang der horizontalen Achse zu seiner Linken und fragte es, wo genau es die meiste Hitze in seinem Hals spüre. An einem bestimmten Punkt spannte sich sein Körper sichtbar an und er sagte: »Hier. Ich möchte dich schlagen!«

Ich blieb mit dem Krokodil an dieser Stelle und fragte weiter: »Kannst du mir genau sagen, was du fühlst? Und hast du eine Ahnung, wann dieses Gefühl begonnen hat?« Er meinte, dass er sich sehr wütend fühle und das Gefühl habe, mich schlagen zu wollen. Es hätte begonnen, als er in der ersten Klasse war und Fußball spielte. Er hatte das Tor und den Ball vor sich, aber als er den Ball schoss, ging er direkt nach links und verfehlte das Tor. Seine Freunde waren verärgert und hänselten ihn. Wie konnte er das Tor in einer so einfachen Position verfehlen? Während er die Geschichte erzählte, erwähnte er, dass er sich schämte. Er sagte, in diesem Moment sei er ganz rot geworden, woraufhin die Kinder noch mehr gelacht hätten und ihn als »Tomate« bezeichneten.

Ich ließ Tom wissen, dass ich ihm dankbar war und stolz auf ihn, dass er sich so gut daran erinnerte, woher seine Aggressivität kam, und dass er mir vor seinen Eltern so sehr vertraute.

Tom lächelte schüchtern und sagte: »Na ja, ich will dich nicht mehr schlagen.« An dieser Stelle lenkte ich seine Aufmerksamkeit wieder zur Geschichte und ließ ihn wissen, dass das Krokodil auf dem Stein sehr traurig war. Und dass plötzlich eine Eule vor ihm auftauchte, die meinte, dass es sich anders verhalten könnte. Das Krokodil glaubte der Eule nicht und sagte, dass dies unmöglich sei. Daraufhin wandte sich die Eule Tom zu und fragte, ob er dem Krokodil helfen und den

Reißverschluss an seinem Bauch öffnen könnte. Tom konzentrierte sich wieder auf den Brainspot, wo das Krokodil saß, und öffnete langsam den Reißverschluss – und wow – in einer schnellen Verwandlung wurde aus dem Krokodil eine niedliche kleine Ente.

Tom war fasziniert und setzte die Ente auf seinen Schoß. Er begann mit ihr zu spielen. Ich brachte sie zurück zum Brainspot. Wir stellten uns vor, wie sich das Krokodil so als Ente fühlen könnte, wie es wäre, nicht mehr aggressiv zu sein und mit den Freunden zu reden. Wir sprachen auch darüber, um Hilfe zu bitten oder Gefühle auszudrücken.

Nachdem ich eine Weile nachgedacht hatte, beendete ich die Geschichte auf folgende Weise: »Nach ein paar Tagen merkte die kleine Ente, dass ihre Freunde wachsen würden, genauso wie die Krokodile. Und dass die Krokodile dann hungrig werden würden und vielleicht sogar Appetit auf Enten haben könnten. Also ging die Ente zurück zum Stein und fragte die Eule: ›Kann ich mich wieder in ein Krokodil verwandeln, wenn ich dabei sicher sein kann, dass ich mich immer wie die Ente in meinem Bauch verhalten kann?‹«

Ich fragte Tom, wo er sich jetzt in seinem Körper wohlfühle und wo er das »Entengefühl« am besten spüren könne. Er zeigte auf seinen Bauch und teilte mir sofort mit, dass er keine Hitzegefühle mehr verspüre, dafür aber ein neues Gefühl habe: das »Entengefühl« in seinem Bauch.

Zum Abschluss der Brainspotting-Sitzung nahm ich ein kleines Stück Holz und malte auf eine Seite eine Ente und auf die andere Seite ein Krokodil. Er steckte es in seine Tasche und nahm es mit. Auch die Eltern konnten die »Krokodil-Metapher« danach verwenden, um Tom zu helfen, falls er »mehr vom anderen« sein musste.

Die Wirkungsweise der CrocoDuck lässt sich auch neurobiologisch erklären. Es spielt keine Rolle, welche Reaktion ein Mensch auf eine emotionale Verletzung zeigt. Es ist auf jeden Fall eine gute Reaktion, die aus dem tiefen Überlebenssystem kommt. Wie die Ente oder das Krokodil zu sein (mit Symptomen, Verhaltensauffälligkeiten usw.) bedeutet also, klug zu sein, weil das Gehirn in den Überlebensmodus wechselt. Auf diese Weise wird noch einmal zum Ausdruck gebracht, wie wichtig das Symptom ist und dass daran zu arbeiten nicht bedeutet, es loszuwerden. Es bedeutet vielmehr, es so zu integrieren, dass es bei Bedarf zur Verfügung steht.

4.5 Der Abschluss einer Brainspotting-Sitzung

4.5.1 Das Ressourcengefühl festigen

Wenn man im Frühjahr eine kleine Kräuterpflanze ziehen will, kauft man den Samen oder das Pflänzchen, bringt es nach Hause, sucht einen geeigneten Platz, an dem es die richtige Menge an Sonne und Schatten hat, gräbt ein Loch in die Erde und setzt es schließlich in den vorbereiteten Boden. Danach wird die Saat abgedeckt oder die Erde angehoben und später eventuell noch Dünger hinzugefügt. Gießen ist notwendig, damit die Pflanze einen festen Stand entwickeln kann. Die Pflanze wird ihre Wurzeln tiefer in die Erde strecken und gleichzeitig über sich hinauswachsen und stark werden.

Das Entwickeln von Ressourcen in der Brainspotting-Behandlung ist ein ähnlicher Prozess und darf als Erdung bzw. Verwurzelung verstanden werden. Unsere Klient:innen finden während einer solchen Sitzung die Wurzeln einer positiven Emotion oder eines Körpergefühls. Sie haben dann die Möglichkeit, diese Erfahrung mitzunehmen und in ihrem Leben zu verankern (die Wurzeln dürfen sich ausbreiten). Je mehr sie sich an dieses positive Gefühl gewöhnen, desto stärker kann es werden (die Pflanze wächst).

Kinder und Jugendliche haben eine lebhafte Fantasie, und es ist unsere Aufgabe, sie dabei zu begleiten, ihren Zugang dazu wiederzufinden oder zu erhalten. Um einen kleinen Einblick in diesen großen Reichtum zu gewähren, möchte ich ein paar Ideen von jungen Klient:innen aufgreifen:

- »Eine rosafarbene Glitzerflüssigkeit fließt durch meinen Körper.«
- »Ich bin so stark wie …«
- »Wenn sie sich gegenseitig anschreien, ziehe ich meinen Kopf in meinen Schildkrötenpanzer zurück. Dort kann ich sie nicht hören, und es kann mir nichts anhaben.«
- »Mein Gehirn weiß es, warum sollte ich also so viel darüber nachdenken?«
- »Wenn ich spüre, dass mich niemand als ›Ente‹ mag, kann ich mir das ›Krokodil‹ in mir bewusst machen.«
- »Okay, ich werde sie bitten, mir zu helfen, wenn diese Bauchschmerzen wiederkommen.«
- »Ich werde nach oben schauen und mir den Regenbogen vorstellen, der mich beschützt.«

- »Wenn ich auf der Schaukel sitze, kann ich mit meinem verstorbenen Papa reden und ihm alles erzählen, was hier passiert, damit er weiß, was los ist.«

Wie schon bei der Beschreibung des Doppeleffekts erwähnt, scheinen Kinder einen natürlichen Instinkt zu haben, an ein glückliches Ende zu glauben. Auch hier gibt es einen Unterschied zwischen Kleinkindern und Heranwachsenden. Während Kinder unter 7 oder 8 Jahren sich aufgrund ihrer Fantasie sehr gut selbst erden können, dürfen ältere – bereits realistisch denkende – junge Menschen möglicherweise zu einem Gefühl von Erdung hingeführt werden. Dies kann geschehen, indem man einen Ressourcen-Brainspot findet und sich mit allen Sinnen nur auf die positiven Gefühle konzentriert.

In verschiedenen Ausbildungen lernen wir unterschiedliche Wege der Ressourcenfindung kennen. Alle Übungen, die eingesetzt werden, können mit einem Ressourcen-Brainspot verbunden werden. Positive Gefühle werden dabei erweitert und tief geerdet.

4.5.2 »Die Zitrone auspressen«: langfristige Auswirkungen und Abschluss

»Die Zitrone auspressen« nennen wir den Prozess, herauszufinden, ob Kinder noch leicht zu reaktivieren sind, nachdem sie ihren Prozess abgeschlossen haben. Die Brainspotting-Fachperson ist sich dessen bewusst, dass eine Aktivierung wieder auftauchen könnte, und es geht jetzt darum, zu überprüfen, ob die Traumaintegration stattgefunden hat. Dies kann durch Vorstellungskraft, mithilfe ernsthafter Fragen, sogar über Humor und Witze usw. geschehen.

Es ist möglich, dass wir an diesem Punkt der Behandlung von unseren jungen Klient:innen überrascht werden, wie stark sie sich im Moment fühlen, oder wir erhalten die Information, dass es noch viel zu tun gibt. Wenn wir das Gefühl haben, dass zumindest eine gewisse Traumaintegration stattgefunden hat, ist es eine anspruchsvolle Aufgabe, herauszufinden, welche Unterstützung wir unseren jungen Klient:innen anbieten können, damit sie ihre Lebensgeschichte oder ihre aktuelle Situation zu akzeptieren vermögen. Das kann entweder weitere tiefe Verarbeitung bedeuten oder aber den Schutz des Kindes erfordern, wie es zuvor beschrieben wurde.

Was braucht ein Kind, um verarbeiten zu können?

Es macht große Freude, wenn wir kreative, positive Antworten auf Fragen wie diese erhalten: »Stell dir vor, du müsstest deinem Lehrer (der der Grund für die traumatische bzw. belastende Erfahrung war) zeigen, wie stark du dich jetzt fühlst. Was würde er sagen?« Die häufigste Erfahrung ist, dass sich unsere jungen Klient:innen nach einem tiefen Brainspotting-Prozess viel besser fühlen. Um sie in ihrer Arbeit zu bestärken, kann es hilfreich sein, ihnen ein Symbol zu schenken, etwas, das sie daran erinnert, das Gefühl der positiven Ressource in ihrem Alltag beizubehalten. Wie auch beim Doppeleffekt erwähnt, gebe ich normalerweise den Kindern das Therapieobjekt mit nach Hause.

Alles, wie zum Beispiel ein Stück Holz, ein Stein, eine Fingerpuppe, ein Spruch (für Jugendliche), eine Nachricht oder ein Bild auf dem Handy, kann ihnen helfen, sich an das zu erinnern, was sie erreicht haben.

In der CrocoDuck-Geschichte etwa kannten alle Betreuer:innen im Kinderheim die Ente, welche die positive Auswirkung der Brainspotting-Sitzung symbolisierte: »Ich könnte auch wie eine kleine Ente sein und um Hilfe bitten.« Sie alle benutzten dieses Enten-Symbol, wenn der Junge impulsiv oder aggressiv wurde, und es war sichtbar, wie sehr dieses kleine Blatt Papier mit dem Krokodil und der Ente darauf ihn unterstützte.

5 Haltungen in der Brainspotting-Behandlung für die Arbeit mit jungen Klient:innen

»Das Trauma ist nicht das Erlebte, sondern die Art und Weise, wie das Erlebte im Nervensystem abgespeichert wird.«
Peter Levine (2007)

5.1 Das Prinzip der Ungewissheit – eine besondere Fallgeschichte

Ungewissheit bedeutet für Brainspotting-Fachleute, nicht im Vorfeld zu wissen, welchen Weg der Klient mit uns gehen wird, und dem Gehirn unseres Klienten zu erlauben, seinen eigenen besten Weg der Heilung zu entwickeln. Steve Sawyer, ein Brainspotting-Trainer, schuf das Akronym WAIT für »**W**hy **A**m **I** **T**alking?« (vgl. Abschn. 2.3) zu dieser Haltung. Es geht um das geduldige Warten, nicht zu schnell in den Prozess einzugreifen und die Ungewissheit auszuhalten. Es ist eine einzigartige Möglichkeit für unsere Klient:innen, ihren eigenen Weg der Aktivierung ihrer Selbstheilungskräfte herauszufinden. Für uns Fachleute bedeutet dies, uns von jedem Verarbeitungsprozess erneut »überraschen« zu lassen.

Während die Fachperson mit dem Pointer oder einem adäquaten Ersatz »still« ist, in der Haltung aber ganz bei der Klient:in, kann im Gehirn des Gegenübers der Weg dorthin gefunden werden, wo eine ähnliche Reaktion auf eine traumatische Erfahrung im Leben bereits einmal bedeutungsvoll war. Dies kann eine aktive Erinnerung sein, eine Emotion ohne Bilder dazu oder eine Körperreaktion wie zum Beispiel ein Zittern.

Jedes Mal, wenn ich mit Kindern arbeite, die noch nicht sprechen können, werde ich darin bestärkt, dass Brainspotting in seiner Ungewissheit sehr wirksam ist. Ich kenne keine andere Therapiemethode, bei der posttraumatische Verhaltensweisen oder Symptome auf so effektive Weise aufgelöst werden können. Wie einmal einer meiner Schüler so passend sagte: »Man muss nur da sein und warten …«

An dieser Stelle möchte ich Ihnen einen besonderen Fall schildern, bei dem es um ein 9 Monate altes Baby namens Maya ging, dessen Familie und Krankenhauspsychologe mich kontaktierten. Wir alle sahen die Brainspotting-Behandlung als eine Therapiemöglichkeit in einer aussichtslosen medizinischen Situation. Die Mutter und ich schrieben unsere Beobachtungen nieder, die Sie hier gleich lesen können. Wir waren beide von dem Ergebnis äußerst überrascht.

Ich nutze die Gelegenheit, zwei unterschiedliche Sichtweisen auf ein und dieselbe Behandlungsweise aufzuzeigen. Ich wählte diesen Fall aus, weil ich meine, dass er wunderbar alle in diesem Buch besprochenen Prinzipien veranschaulicht. Besonders möchte ich mich bei Mayas Familie bedanken. Sie wollte, dass ich ihren Fall veröffentliche, weil sie überzeugt ist, dass die Brainspotting-Behandlungen geholfen haben. Während und nach den Behandlungen der kleinen Maya konnte ich auch bei anderen Familienmitgliedern, die aufgrund ihrer Erfahrungen unter Ängsten litten, Brainspotting anwenden. Ich freue mich jedes Mal, wenn ich eine Nachricht mit Fotos der kleinen Maya erhalte. Sie ist heute ein glückliches Kindergartenkind, gut integriert bei ihren Freund:innen und frei von posttraumatischen »Nahtodsymptomen«.

Aus der Perspektive der Brainspotting-Therapeutin

Ich erhielt in Bezug auf Maya, ein 9 Monate altes Baby, zwei Anrufe. Ein Kollege, der in einem Krankenhaus arbeitete, teilte mir mit, dass Maya bereits dreimal akut ins Krankenhaus gebracht werden musste. Sie lief blau an und wurde in diesen Situationen per Hubschrauber oder Ambulanz umgehend ins Krankenhaus gebracht. Das Klinikpersonal konnte nicht verstehen, warum ihre Sauerstoffwerte mehr oder weniger in Ordnung waren, ihr äußeres Erscheinungsbild aber auf etwas anderes hindeutete. Niemand konnte sich erklären, was die Ursache für die wiederholten Anfälle sein könnte. Das Krankenhauspersonal sowie die Eltern waren daher offen für einen psychosomatischen Ansatz. Ich wurde gebeten, es mit Brainspotting zu versuchen.

Die Eltern informierten mich über den Zustand ihre Babys und äußerten auch ihre Bedenken. Sie erklärten mir, dass sie ständig unter Stress und Anspannung stünden, da Maya seit der Geburt nicht gut geschlafen habe. Vom ersten Tag an habe sie zwischen 22.30 Uhr und Mitternacht Panikattacken. Beim Schlafen schloss Maya die Augen, schrie und schwitzte jedoch. Die Eltern fanden keine Möglichkeit, das Baby in diesen alltäglich wiederkehrenden Situationen zu beruhigen. Sie trugen das untröstliche Baby herum und warteten bis Mitternacht, wenn die Panik normalerweise aufhörte. Ich konnte ihre Sorge um die kleine Maya gut verstehen.

Als ich die Eltern und Maya zum ersten Mal traf, um die Brainspotting-Behandlung zu planen, wählten wir das Krankenhaus als besten Behandlungsort, um ganz sicher zu gehen. Ich hatte vor, bei der ersten Behandlung ausschließlich mit der Ressource zu arbeiten und den Rahmen sehr eng zu setzen.

Am Tag der Behandlung traf ich den Kollegen, die Mutter und das Baby. Die Mutter sagte mir, sie habe große Angst. Ich wollte noch sichergehen, ob sie die Behandlung ihres Kindes wirklich wünschte, und prüfte auch mich selbst. Ich hatte Vertrauen in die Situation, wissend, dass die medizinischen Fachpersonen auf der Station informiert waren und falls notwendig hilfreich zur Seite stünden. Wir saßen an einem wunderschönen Frühlingstag im Garten des Krankenhauses, und mein Kollege und ich begannen, mit Maya und ihrer Mutter zu sprechen.

Die kleine Maya war an diesem Nachmittag sehr vertrauensvoll. Mein Kollege und ich hatten das Baby in den Händen, auf dem Schoß und fütterten es sogar. Irgendwann begann die Mutter, über die traumatische Geburt zu sprechen: Maya hatte die Nabelschnur zweimal um den Hals gewickelt gehabt. Die Mutter erwähnte, dass ihr Baby seit jeher nichts Enges um den Hals tragen konnte. Sogar beim Anziehen würde es sofort Angst auslösen, wenn sie ihr etwas über den Kopf ziehe, und es nach Luft schnappen lassen.

Während sie sprach, spielte ich mit einem Stofftier – einer kleinen Ente – und bewegte sie auf der x-Achse. An einem bestimmten Punkt sah ich die Augen des Babys erstarren. Ich wusste, dass dies ein perfekter Brainspot (mithilfe des äußeren Fensters) war. Ich blickte zum Psychologen und zur Mutter und sagte, dass ich an diesem Punkt bleiben würde. Spontan ließ ich von der Absicht, den Ressourcenpunkt aufzusuchen, ab. Ich nahm ein Haargummi und legte es um den Hals der Ente. Dann bewegte ich die Ente langsam zum Baby und benutzte Mayas kleine Hände, um mir zu helfen, das Band vom Hals der Ente zu entfernen.

Als Maya dies zum ersten Mal tat, beobachteten wir alle ihr »Luftanhalten«, auf welches ein extrem tiefer Atemzug folgte. Bei diesem hob und senkte sich ihr gesamter Brustkorb. Dann blickte sie in eine andere Richtung. Die Mutter hörte auf zu sprechen und wir beobachteten, wie das Baby etwa drei Minuten lang in eine andere Richtung blickte, ohne davon abzuweichen (weiterer Brainspot). Es war beeindruckend. Die Stille war kraftvoll und mein Bauchgefühl sagte mir, dass etwas Bedeutendes geschah.

Danach wandte sich Maya wieder dem ersten Brainspot zu, an dem zu Beginn ihre Augen erstarrt waren. Sie spielte weiter mit der Ente und nahm das Haarband mehrmals vom Hals der Ente, wahrscheinlich zehnmal. Beim letzten Mal holte Maya noch einmal tief Luft.

Wir waren alle drei der Meinung, dass es an der Zeit war, direkt auf die Station zu gehen. Die Behandlung, bei der das Baby normalerweise weinte und schrie, konnte ohne nennenswerte Schwierigkeiten durchgeführt werden.

Die Mutter war sehr glücklich und fühlte, dass Maya erleichtert war. In den nächsten Tagen blieb ich in engem Kontakt mit den Eltern. In der ersten Nacht schlief Maya außergewöhnlich gut ein und hatte nach einiger Zeit eine enorme Panik. In der zweiten Nacht ließ die Panik nach, und von da an wurden die Symptome stetig weniger. Nach kurzer Zeit war das Einschlafproblem gelöst – es gab noch hier und da Schwierigkeiten, aber nie mehr in dem ursprünglichen Ausmaß.

Ich setzte die Behandlung mit Maya und ihrer Familie noch etwa 18 Monate lang in großen Abständen fort. Die Angst vor lebensbedrohlichen Situationen war nicht der einzige Anwendungsbereich des Brainspottings. Maya hatte später Schluckbeschwerden bei größeren Essensstücken. In einer Sitzung fütterte ich Maya während des Brainspotting-Prozesses, was dazu führte, dass sie seither essen konnte, ohne sich zu verschlucken.

Mehr als drei Jahre später ist Maya nun ein glückliches Kindergartenkind. Sie lebt heute fast ohne Medikamente und braucht nur ab und zu medizinische Kontrolle. Das kleine Entlein liegt immer noch in ihrem Bett und wird von ihr sehr geliebt.

Aus der Perspektive der Mutter (in Auszügen)

Vier Wochen vor dem errechneten Geburtstermin wurde bei unserem Kind Maya wiederholt eine verminderte Herzfrequenz festgestellt. Bei den Kontrolluntersuchungen im Krankenhaus wurde mir mitgeteilt, dass keine Gefahr bestünde, und ich wurde nach Hause geschickt. Bei der nächsten Kontrolle stellte der Arzt erneut eine verminderte Herzfrequenz fest. Ich wurde zur genaueren Kontrolle stationär aufgenommen, danach aber wieder nach Hause geschickt.

Es war eine enorme psychische Belastung für mich, denn ich spürte, dass etwas nicht stimmte. Ich hatte das Gefühl, dass mein Baby ums Überleben kämpfte. Die Ärzte rieten mir jedoch, alle zwei Tage zu weiteren Untersuchungen zu kommen, denn jeder Tag im Bauch sei wichtig für das Baby, solange es versorgt werde. Wir verstanden das, dennoch war die Sorge um das Leben unseres Kindes groß. Zwei Wochen vor dem errechneten Geburtstermin entschieden die Ärzte, die Geburt einzuleiten, weil sich die Situation nicht besserte. Ich dachte nur: *»Endlich!«*

Am nächsten Tag wurde die Geburt eingeleitet. Zu diesem Zeitpunkt hatte ich bereits seit zwei Wochen eine schlimme Bronchitis, die mir schwer zu schaffen machte. Ich hatte Wehen, und plötzlich rief der Arzt: »Ihr Kind muss JETZT rauskommen! Es muss JETZT raus, egal wie lange die Wehen dauern. Atmen Sie beim Pressen durch, aber es muss raus!« Es war der reinste Horror. Die Herzfrequenz von Maya sank und sank weiter. Ich versuchte, während der Wehe zu pressen und gleichzeitig, aber erfolglos nach Luft zu schnappen und den Husten unter Kontrolle zu bringen.

Dann hatten wir es geschafft! Maya wurde geboren. Sie schrie und wollte sofort trinken. Ich fragte, was das Problem gewesen sei. Der Arzt erklärte, dass das Baby die Nabelschnur zweimal fest um den Hals gewickelt hatte. Wir waren geschockt. War das vielleicht der Grund für das Sinken der Herzfrequenz in den letzten Wochen? Wir bekamen keine Antwort. Das Problem mit der Nabelschnur war eine Tatsache und in den Augen der Ärzte nun nicht mehr wichtig.

Ich hatte Maya immer Haut an Haut unter meinem Nachthemd und stillte sie, wenn es nötig war. Sobald ich Maya herausnahm, beispielsweise um sie umzuziehen, wurden ihre Hände und Füße blau und ihr Kopf sah zunehmend marmoriert aus. Am Tag der Entlassung untersuchten sie Maya erneut sehr sorgfältig und stellten eine flache Atmung fest.

Maya wurde dann auf die Neugeborenen-Station verlegt und noch einmal gründlich untersucht. Es wurden jedoch keine organischen Anzeichen gefunden. Drei Tage später bekamen wir ein Überwachungsgerät für Herz und Atmung sowie Koffeintropfen und wurden aus dem Spital entlassen. Zehn Tage später setzten wir die Tropfen ab, wir behielten aber das Überwachungsgerät für ihre Schlafphasen. Wir ließen Maya nie allein und kümmerten uns liebevoll um sie.

Maya war ein Neugeborenes, das ständig ein »Farbenspiel« auf der Haut zeigte. Dreieinhalb Wochen später feierten wir den dritten Geburtstag ihres Bruders. Ich wollte Maya, welche an diesem Tag müde war, stillen. Maya ignorierte die Brust und begann sehr seltsam zu weinen. Es war ein Weinen, das ich nicht kannte. Ich sprach mit Maya und versuchte, sie zu beruhigen. Plötzlich war Maya von Kopf bis Fuß marmoriert. Erst grau, dann blau, plötzlich war sie fast dunkelblauviolett. Ich geriet in Panik und rannte ins Wohnzimmer zu meinem Vater, der Hausarzt ist. Plötzlich war Maya gelb. Wir schlossen sie an den Monitor an, den wir für die Schlafphasen benutzt hatten. Alles war in Ordnung. Mein Vater alarmierte sofort die Rettung mit einem Krankenwagen und einem Hubschrauber. Als das Team eintraf, war Maya sehr müde, aber stabil. Alle waren geschockt, und ich wurde mit Maya ins nächste Spital geflogen.

Ich hielt mein Baby in meinen Armen, Tränen liefen mir über die Wangen. Es gibt keine Worte für dieses Gefühl. Die Gedanken kreisten in meinem Kopf. Zur gleichen Zeit musste ich meinen 3-jährigen Sohn bei seiner Geburtstagsfeier zurücklassen. Maya war so weit stabil und brauchte keinen Sauerstoff. Ich durfte sie auch stillen, weil sie sehr hungrig war.

An dieser Stelle berichtet die Mutter von den Monaten der Therapie, in denen Maya wiederholt Nahtoderfahrungen mit notärztlichen Behandlungen und Krankenhausaufenthalten hatte. Diese werden aus Gründen des Datenschutzes nicht näher beschrieben. Auffällig waren die Panikattacken von Maya. Diese und alle lebensbedrohlichen Situationen ereigneten sich um die Uhrzeit, als sie geboren wurde.

Es folgen einige Auszüge aus dem mütterlichen Tagebuch.

Frühling:

»Wir begannen mit den Brainspotting-Behandlungen mit Frau Baumann im Garten des Krankenhauses, weil wir zur Sicherheit medizinische Hilfe präsent haben wollten. Mithilfe einer ausgestopften Stoffente führte Frau Baumann Brainspotting durch. Sie hielt die Ente vor Maya und entfernte ein Haarband (symbolisch für die Nabelschnur), welches die Ente um den Hals hatte, indem sie es über den Kopf zog. Als Maya das Haarband selbst über den Entenhals zog, holte sie tief Luft dabei. Sie wiederholten diese Übung mehrmals, und als sie es wieder herunterzog, bekam Maya ein Stethoskop zum Spielen. Dieses konnten sie ihr ohne Probleme um den Hals hängen. Nach dieser Sitzung schlief Maya um 19.15 Uhr wie üblich ein. Etwa 30 Minuten später hatte sie einen schrecklichen Traum. Sie war verwirrt und verängstigt, aber zum ersten Mal öffnete sie die Augen. Was diesmal anders war, war, dass sie um 21.30 Uhr wieder tief und fest schlief. Normalerweise war sie bis ungefähr 00.30 Uhr wach. Wir dachten, wir hätten die Nacht überstanden, aber genau um 23.30 Uhr (Zeitpunkt der Geburt) wurde Maya extrem unruhig, träumte und weinte, bis sie um 00.30 Uhr wieder, wie üblich, einschlief. An den folgenden Abenden setzten wir das Ritual mit der Ente fort, indem wir Maya das Haarband vom Hals der Ente ziehen ließen, und wir atmeten gemeinsam, wenn sie es entfernt hatte. Nach und nach begann sie, besser zu schlafen. Nach einer Erkältung reagierte sie zwar heftig, aber sie musste nie wieder in die Notaufnahme. Meistens schlief sie sogar entspannt auf dem Rücken ein.«

Einen Monat nach der Behandlung:

»Gestern hatten wir wieder eine Sitzung bei Frau Baumann. Maya hat viel friedlicher geschlafen. Sie hat in ihren Träumen nicht geweint. Sie brauchte keine Notfallmedikamente, um sie zu beruhigen. Um 23.15 Uhr wurde sie sehr zappelig und weinte mit geschlossenen Augen. Es gelang mir, sie zu beruhigen, indem ich ihr gut zuredete und sie streichelte. Irgendwann öffnete sie ihre Augen, trank ihr Fläschchen und schlief weiter. Sie ist immer noch oft wach, aber jetzt haben wir es unter Kontrolle.«

Zwei Wochen später:

»Wir hatten wieder eine Kontrolluntersuchung in der Klinik. Heute konnte unser Arzt zum ersten Mal den Lungendruck mittels Herzultraschall messen. Es ist keine pulmonale Hypertonie mehr nachweisbar. Der Druck ist im Normalbereich!!! Alle sind unbeschreiblich glücklich, sogar unsere Ärzte. Zum ersten Mal sagte unser Arzt, dass es unglaublich sei, dass Maya wirklich alle Atemstillstände wegen der Geburtstraumata gehabt zu haben scheine.«

Einen weiteren Monat später:

»Heute hatten wir unsere vierte Sitzung mit Frau Baumann. Während der Therapie arbeitete Frau Baumann wieder mit der Ente ›Lotte‹. Diesmal hat sie ihr zweimal ein so enges Gummiband um den Hals gewickelt, dass Maya ganz fest daran ziehen musste. Es war unfassbar. Maya atmete wieder laut auf, als sie das Band entfernte. Sie freut sich darauf, der Ente zu helfen, und wir werden dieses Ritual zu Hause fortsetzen. Da das Essen von fester

Nahrung sehr schwierig ist, Maya Angst vor dem Verschlucken hat oder kleine Stückchen gar nicht schlucken kann, hat Frau Baumann Maya während der Brainspotting-Sitzung gefüttert. Es war für mich unglaublich. Zum ersten Mal hat unser Kind gegessen, als hätte es nie ein Problem damit gehabt!«

Der erste Geburtstag:

»Heute hat Maya Geburtstag und wir waren wieder bei Frau Baumann. Sie hat mit Maya so gut zusammengearbeitet. Seit der letzten Craniosacral-Therapie wirft Maya ihren Kopf so schwungvoll nach hinten, dass sie das Gleichgewicht verliert und sich schwer verletzen könnte. Das passiert meist, wenn sie wütend oder müde ist. Frau Baumann verwendete für dieses Problem eine Puppe. Sie hat Maya auch während der Brainspotting-Sitzung wieder gefüttert und mit der Ente gearbeitet.«

Drei Monate nach der allerersten Brainspotting-Behandlung:

»Es ist unglaublich. Maya hat so viel Freude beim Essen. Sie beißt jetzt in Himbeeren, weiche Erdbeeren und Nektarinen, liebt es, an Brotstangen zu knabbern, isst Babykekse, und heute hat sie zum ersten Mal mit uns Reis gegessen. Sie wirft ihren Kopf nicht mehr zurück. Inzwischen gebe ich ihr kein Mittel mehr zum Einschlafen. Sie trinkt ihr Fläschchen und schläft friedlich ein. Meistens braucht sie nachts noch zwei Fläschchen. Wenn Maya wach ist und die Augen noch geschlossen hat, spreche ich mit ihr und sage ihr, dass sie die Augen öffnen soll, und sie bekommt gleich ihre Milchflasche. Und es funktioniert! Sie hat keine nächtlichen Panikattacken mehr, die sie so erschrecken, dass wir einen Atemstillstand befürchten. Sie träumt immer noch oft und viel, manchmal sehr intensiv, sodass sie im Traum weint. Aber sobald ich mit ihr rede und sie an mich kuschle, hört sie auf. Sie hat im letzten Monat vier Monate aufgeholt, was ihre motorischen Fähigkeiten angeht. Sie hat enorme Entwicklungsfortschritte gemacht. Maya ist eine Heldin. Was wir uns erträumt haben, ist wahr geworden, und wir hoffen sehr, dass es so bleibt.«

Von Zeit zu Zeit höre ich von der Familie und bekomme immer mal wieder Fotos von der heranwachsenden kleinen Maya. Jedes Mal, wenn ich sie sehe, bin ich voller Dankbarkeit, dass ich Brainspotting anbieten durfte.

5.2 Kreativität

David Grand sagte einmal, Kreativität sei wahrscheinlich im tiefen limbischen System angesiedelt: »Wenn unsere Klienten ihre eigene Kreativität während der Verarbeitung nutzen, befinden sie sich in einem tiefen Verarbeitungsprozess.«[6] Mit Kindern und Jugendlichen verbunden zu bleiben in ihrem Prozess, ermöglicht es uns Therapeut:innen, der Kreativität dieser jungen Menschen zu folgen. Sich zu öffnen und in die Gedankenwelten der Kinder zu springen, kann die angenehmste, aber manchmal auch herausforderndste Art sein, präsent zu sein.

An dieser Stelle lade ich Sie ein, sich in Ihre Kindheit zurückzuversetzen. Was haben Sie als Säugling, als Kleinkind, als heranwachsendes Kind, als Jugendlicher wirklich gerne gespielt, getan, gedacht, geträumt? Was wurde Ihnen verboten oder wofür wurden Sie getadelt?

Was auch immer Ihnen jetzt in den Sinn kommt, seien Sie sich dessen bewusst und versuchen Sie, es als einen Schatz in Ihrer Brainspotting-Haltung zu bewahren. Dies mögen Aktivitäten sein, die Sie leicht mit Ihren jungen Klient:innen teilen können. In dieser authentischen Haltung ist es einfach, ihnen »im Schweif des Kometen« zu folgen, wo immer er sich auch hinbewegt.

Kreativität kann auf verschiedene Weise in Brainspotting-Behandlungen integriert werden:

- Integration kann praktischerweise durch Rollenspiele, Malen, Tanzen, Spielen, Kochen, Lesen, gemeinsamen Sport, Aufenthalte in der Natur und vieles mehr erreicht werden.
- Gemeinsam auf Fantasiereisen zu gehen, einzutauchen ins Wunderland, Geschichten zu erfinden, Starksein gegen einen Täter zu üben, Wege zu finden, um Hilfe zu bitten, und vieles mehr können hilfreiche Wege sein, kreative Impulse heilsam einzusetzen.

Was auch immer wir tun, wo auch immer wir hingehen, wir helfen jungen Menschen mit Schwierigkeiten, eine starke innere Welt auf-

6 Mündliche Mitteilung.

zubauen, eine Gehirnstruktur zu entwickeln, die nicht nur das Überleben, sondern ein schönes Leben ermöglicht.

Um kreativ zu sein, braucht es bei Kindern nicht viele Hilfsmittel. Ich erinnere mich, wie meine Mutter einen Knoten in ein Taschentuch machte und damit Mr. Punch[7] spielte, während wir vier Kinder etwa beim Arzt oder in Geschäften endlos lange warten mussten. Mit einem einfachen Taschentuch erfand sie wunderbare Geschichten, und wir merkten nicht einmal diese gefühlte Ewigkeit. Schauen Sie sich Abbildung 11 an, wie einfach ein um den Finger gewickeltes Taschentuch ein Brainspot sein kann.

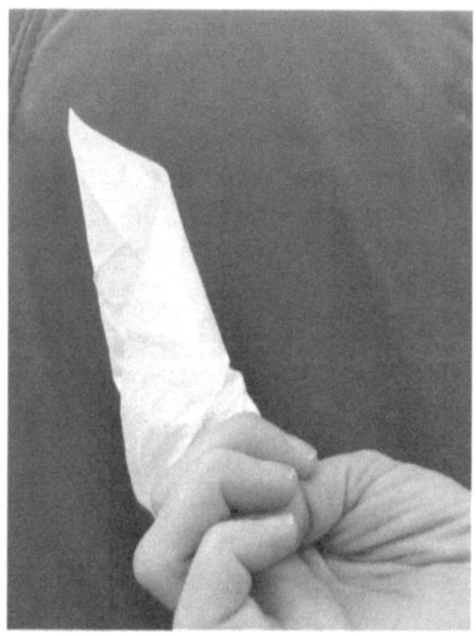

Abb. 11: Ein Taschentuch wird zum Brainspot

Können Sie Mr. Punch sehen und hören, wie er uns Geschichten erzählt? Können Sie sich vorstellen, dass er ein Brainspot ist und Kindern hilft, ihre posttraumatischen Symptome loszuwerden? Vor allem in Kinderheimen lernte ich, dass jeder kleine Stein, ein Stück Kreide, ein einfaches Papier, ein hölzernes Etwas, ein kleiner Klotz oder sogar mein Pulloverärmel gut für Brainspotting-Prozesse sind. Kinder gehen einfach mit, was immer man ihnen vorschlägt.

5.2.1 Malen

Farben sind ein gutes Mittel, um Gefühle auszudrücken. Anstelle eines Zeigestabs kann ein Blatt, leeres Leinen oder etwas Ähnliches

7 Der Name Mr. Punch wurde frei von meiner Mutter erfunden.

verwendet werden. Auf diesem Material können die aufkommenden Gefühle während eines Verarbeitungsprozesses gezeichnet werden.

Malen kann auch dazu verwendet werden, ein Ressourcengefühl zu symbolisieren, nachdem das Kind einen tiefen Prozess durchlaufen hat.

Wo auch immer sich der Brainspot befindet, der Untergrund lässt sich so nahe an das Kind heranbringen, dass es gut arbeiten kann. Der Brainspotting-Prozess kann dann mithilfe von Farben und Bildern beginnen. Beim Zeichnen findet eine tiefe Verarbeitung statt und das Ergebnis ist am Ende ein schönes Kunstwerk.

Wie lässt sich das Malen in der Praxis im Brainspotting umsetzen?

Sie können die Oberfläche (Papier, Leinwand usw.) entlang der x-Achse verschieben, bis Sie den Brainspot gefunden haben. Dann können Sie auf der y-Achse auf- und abgehen. Ist der Punkt gefunden, platzieren Sie den Malhintergrund z. B. mit einer Buchstütze oder einer Staffelei am Brainspot und lassen das Kind die Oberfläche gestalten, wie es die Gefühle erlauben. Dabei kann es sein, dass sich das Kind zur Oberfläche hin orientieren muss, also sich zum Beispiel nach links oder rechts drehen muss, um dort zu malen. Lassen Sie sich vom Ergebnis überraschen.

Die Kunstwerke, die ich ausgewählt habe (und für welche ich die Erlaubnis erhalten habe, diese hier zu zeigen) sprechen für sich selbst.

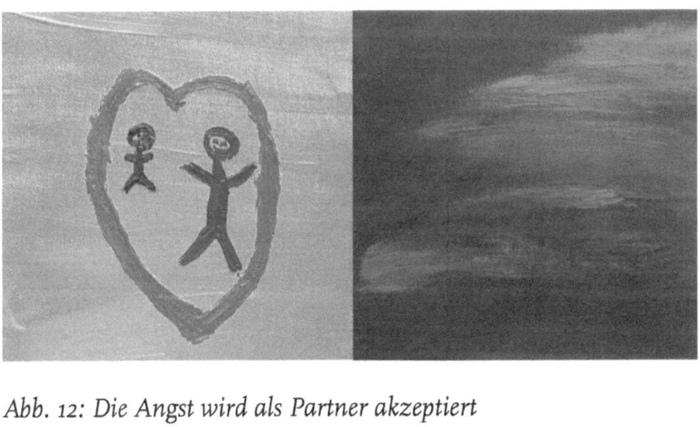

Abb. 12: Die Angst wird als Partner akzeptiert

In Abbildung 12 sehen Sie, wie ein junger Klient die Angst als Partner akzeptierte. Er begann mit der kleinen, dunklen Person, die die Angst darstellte. Am Ende des Verarbeitungsprozesses war er »ein Partner der Angst«, umgeben von einem Herzen. Nachdem es diesen Prozess durchlaufen hatte, malte das Kind nur noch rote Farben auf die Leinwand, um das gute Gefühl auszudrücken, ein Partner geworden zu sein. Beide Bilder hängen in seinem Kinderzimmer.

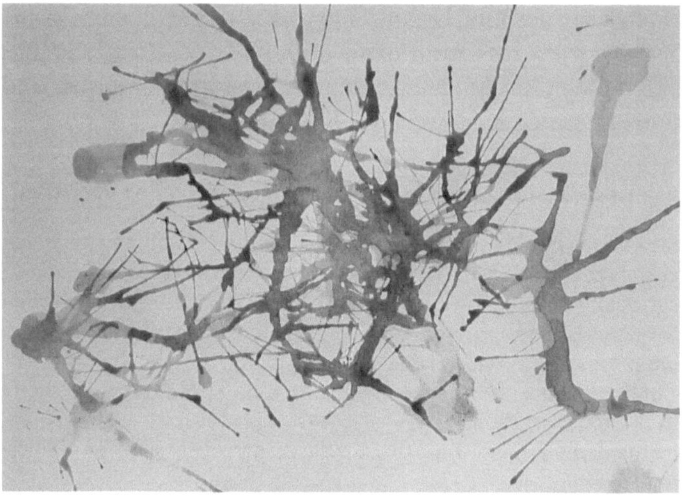

Abb. 13: Brainspotting-Prozess, mit Wasserfarben dargestellt

Abbildung 13 zeigt ein Bild aus Wasserfarben. Junge Kinder pusten gerne Wasserfarben mit einem Strohhalm über ein Blatt Papier.

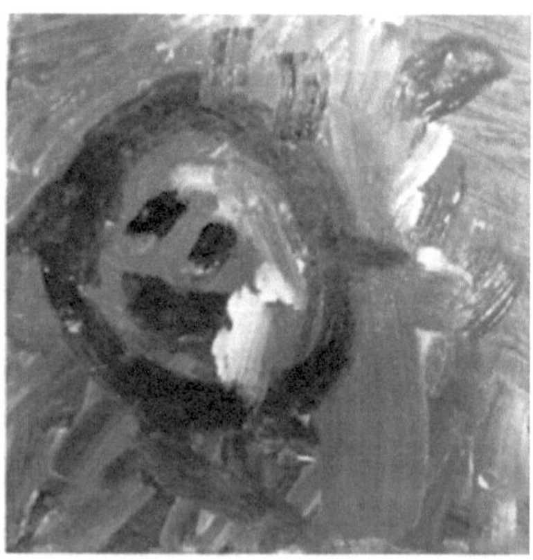

Abb. 14: Das Monster wird am Ende zum freundlichen Gefährten

Ein 4-jähriges Mädchen benutzte nach einem schockierenden Ereignis Farben auf dem Brainspot. In dieser Sitzung lag ich mit ihr auf dem Boden. Sie drückte ihre Gefühle aus, indem sie geeignete Farben auswählte und in den Strohhalm blies, von ganz fest bis sanft.

Das Monster in Abbildung 14 sah anfangs furchteinflößend aus. Am Ende des Brainspotting-Prozesses verwandelte das 7-jährige Kind den Mund in ein Lächeln, und es wurde zu einem viel freundlicheren Gefährten.

5.2.2 Bausteine

Einen Turm mit Klötzchen zu bauen, um herauszufinden, welcher Klotz das posttraumatische Gefühl repräsentiert, ermöglicht einen Verarbeitungsprozess, wann immer das Kind dazu bereit ist. Dies ist eine geeignete Methode für sehr aktive oder nervöse Kinder und Jugendliche. Der Turm bleibt im Raum stehen, und der junge Klient kann in die Verarbeitung ein- und aus ihr aussteigen, wie es seine Konzentrationsspanne zulässt. Als Therapeut:innen sollten wir darauf achten, dass das Kind immer wieder zur gleichen Position zurückkommt.

Ein kleiner, sehr kreativer Junge kam wöchentlich zu mir in die Praxis. Er spielte gerne mit Bauklötzen. Sie waren eine wunderbare Möglichkeit, ihn konzentriert zu halten. Es war schön zu beobachten, was er jede Woche baute. Wir fanden immer den »Problembaustein« und nutzten diesen als Brainspot. Er konnte seine Erfahrungen mithilfe der Bauklötze spielerisch integrieren (vgl. Abb. 15).

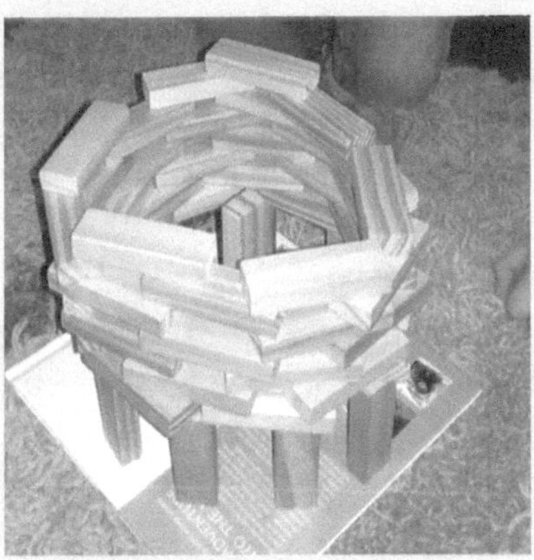

Abb. 15: Ein Turm aus Bauklötzchen

5.2.3 Tanzen/Körperhaltung

Ein junges Mädchen saß auf meinem Sofa und erzählte mir von seiner Traurigkeit. Ich fragte sie, ob sie mit ihrem Körper eine Statue formen könnte, die dieses Gefühl repräsentiert. Sie legte ihre Arme um die Knie, neigte ihren Kopf darauf und starrte auf einen roten Teil meines Teppichs. Sie fand einen natürlichen Gazespot, auf dem sie perfekt beschreiben konnte, was sie in ihrem Körper fühlte. »Ich fühle überall Traurigkeit. Meine Beine sind steif, mein Kopf ist schwer, meine Augen starren auf dieses blöde rote Ding, und ich kann mich nicht davon lösen.« Mein Abwarten ermöglichte es ihr, tiefer zu fühlen und mir wichtige Gefühle mitzuteilen.

Plötzlich erwähnte sie, dass sich ihre Beine kribbelig anfühlten und sie sich bewegen wollte, wie eine Schildkröte, die aus ihrem Unterschlupf kommt. Ich ließ es einfach geschehen. Nach einer Weile bewegte sie sich geschmeidig und bat mich, mit ihr zu spielen. Wir gingen in den Garten und spielten: Wie fühlt eine aktive Schildkröte?

Kinder können durch ihre Körpersprache kommunizieren. Sie könnten motiviert werden, eine »Statue« darzustellen, um ihre Gefühle zum Ausdruck zu bringen. Diese »Körperstatue« könnte auf einen Brainspot hinschauen, meist ein Gazespot, denn die Richtung, in die der Blick geht, ist Teil des Körperausdrucks.

Ebenso kann ein Tanz oder jede Bewegung ein Gefühl ausdrücken. Wenn das Kind beginnt, etwas anderes zu tun, kann es zur Verarbeitung zurückgeführt werden. Die Bewegung dazwischen ermöglicht es ihm, mit Körper und Seele zu fühlen und etwas zum Ausdruck zu bringen, für das es vielleicht keine Worte hat. Ich begann diese Art der Verarbeitung *On-off-Verarbeitung* zu nennen.

5.2.4 Ko-kreatives Geschichtenerzählen

Oft sagen junge Menschen Sätze wie: »Das ist wie ein …!« Ihre Ideen aufzugreifen und daraus Geschichten zu machen, lässt wunderbare und tiefgreifende Verarbeitungsprozesse zu. Therapeut:innen könnten das Kind etwa fragen, wie sich die Hauptfigur, mit der sich Kinder häufig identifizieren, emotional oder in ihrem Körper fühlt. Ich gebe Ihnen ein Beispiel.

Das Kind könnte sagen: »Wenn ich explodiere, ist es wie bei einem Vulkan. Die Lava bricht unerwartet aus dem Vulkanberg heraus, ohne dass irgendjemand das vorher bemerkt hätte – auch ich nicht ..., und dann kann sie niemand mehr aufhalten, bis es vorbei ist.« Die Therapeutin könnte den Vulkan als Symbol aufgreifen und zum geeigneten Zeitpunkt genauer nachfragen: »Stell dir vor, der Vulkan wäre bei uns in diesem Raum, wo wäre er da?« Nachdem ein Ort gefunden wurde, könnte man das Kind fragen, wie es sich fühlt, wenn der Vulkan jetzt bei uns ist. Damit ist es möglich, gemeinsam mit dem Kind die Geschichte weiterzuspinnen. Hierbei wurde das Brainspotting mit dem Externalisieren verbunden.

Das Kind könnte seiner Mutter Folgendes erzählen:

»Der Vulkan kam in Monikas Büro. Er saß dort drüben, und wir waren beide wirklich schockiert. Am Anfang haben wir ihn gehasst und hatten sogar Angst vor ihm. Seine Augen sahen aus wie Kohlestücke, und sein Mund knurrte. Es war genauso wie das Gefühl, wenn ich explodiere. Plötzlich begann der Vulkan mit uns zu sprechen. Zuerst wollte ich nicht zuhören, weil ich so viel Angst hatte, aber dann verstand ich, dass der Vulkan auch sanft sein konnte – stell dir vor, Mama, er verwandelte sich in einen heißen Weihnachtstee, mit viel Honig darin. Seine Augen verwandelten sich in glänzende Tassen, und sein Mund schien wie Zuckerwatte zu sein ...«

5.2.5 Geschichten vorlesen

Viele Traumageschichten lassen sich mit dem richtigen Blick und Fragen wie »Wenn du in mein Zimmer schaust und dir vorstellst, der Held wäre unter uns, wo würde er/sie sitzen?« verbinden.

Eine meiner Lieblingsgeschichten stammt aus *Jim Knopf und Lukas der Lokomotivführer* von Michael Ende (2015, Kap. 16). In diesem Kapitel befinden sich Jim (ein kleiner Junge) und sein erwachsener Freund Lukas in der Wüste. Ein gigantischer Riese taucht auf und Jim bekommt es mit der Angst zu tun. Lukas führt ihn näher an den Riesen heran, obwohl der kleine Junge sich fürchtet und nicht näher gehen möchte. Je näher sie jedoch kommen, desto kleiner wird der Riese. Als er vor ihnen steht, ist er genauso groß wie Lukas und Jim und wird zu einem echten Freund.

Ich lese den Kindern diese Geschichte gerne allein oder auch in Gruppen vor. Ich verbinde ihr Thema mit dem Riesen. Dabei versuche ich, sie dazu zu bringen, sich vorzustellen, wo in meinem Zimmer der Riese sitzen würde (Gazespot). Manchmal nehme ich den Zeigestab und während ich den Brainspot suche, frage ich sie, wo sie den Riesen am stärksten spüren würden. Wenn sie den Brainspot gefunden haben, setze ich die Geschichte fort und pausiere, wann immer es passend ist, damit sie alles verarbeiten können, was hochkommt. Manchmal frage ich die Kinder nach ihren Körper- und Gefühlsempfindungen oder ich bin einfach nur als stille Beobachterin dabei.

5.3 Teilearbeit mit Kindern

Die Teilearbeit ist in fast allen psychologischen Therapieansätzen zu finden. Ziel ist es, traumatisierte, verletzte oder irritierte Persönlichkeitsanteile aufzusuchen, Integration zu erlauben und so den Menschen wieder in ein emotionales Gleichgewicht zu bringen. Beispielhaft seien Zugänge wie das »innere Familiensystem« (vgl. Schwartz 2018), die Ego-State-Arbeit (vgl. Watkins u. Watkins 2003) oder die Herangehensweise mit der »inneren Konferenz« (vgl. von Thun 1998) zu nennen.

Kinder stellen ihre inneren Anteile oft instinktiv dar: »Es ist nicht meine Schuld, meine Stimme kann nicht leise sein, wenn sie schreit« oder »Mein Vater wird gleich wieder erzählen, dass ich aggressiv bin, das bin ich aber nicht – meine Hand ist die, die immer zuschlägt«. Aussagen wie diese bieten einen spontanen Zugang zu ihren inneren Anteilen. Die beschriebenen Kinder haben »ihre Stimme« beziehungsweise »ihre Hand« als Anteil mitgebracht. Sie erleben tatsächlich, dass nicht sie, sondern diese Teile verantwortlich für ihr Verhalten sind. Als Brainspotting-Therapeut:innen können wir in solchen Situationen beispielsweise diese »schreiende Stimme« aufgreifen und das Kind fragen, wie es sich anfühlt, wenn es schreit, und von dort aus zu einem Brainspotting-Prozess übergehen. Wir können alle Arten der Teilearbeit, die uns vertraut sind, in Sitzungen mit Kindern integrieren. Die besten Erfahrungen machen wir, wenn wir an das anknüpfen, was sie uns anbieten.

Schlechte Eigenschaften, Symptome oder Verhaltensschwierigkeiten könnten als »ungeliebte Anteile« bezeichnet werden. Das Sprechen über »ungeliebte Anteile« anstelle von »schlechtem Verhalten« eröffnet die Möglichkeit, selbst zu bestimmen, was nützlich oder wichtig sein kann. »Es ist nicht meine Schuld« drückt auch aus, dass das Kind nicht gerne schreit. Vielleicht sind negative Erfahrungen die Folge, weil die Umgebung unangenehm wird, wenn »die Stimme schreit«. Schreien kann aber auch sehr wichtig sein, wenn wir uns verteidigen oder um Hilfe schreien müssen. Das gemeinsam herauszufinden, ist der erste Schritt, um die Bedeutung des »nicht gemochten Anteils« zu erkennen. Und immer wieder gilt es zu erinnern: Jede Reaktion, die wir haben, ist grundsätzlich eine gute, hilfreiche und notwendige Reaktion. Unser Gehirn hat sie entwickelt, weil wir sie irgendwann einmal brauchen könnten.

Der nächste Schritt ist herauszufinden, warum das Gehirn dieses Verhalten viel zu oft nutzt. Warum fühlt sich das Gehirn so in Gefahr, dass es den »ungeliebten Teil« permanent ausleben muss? Hier kommt das Brainspotting als hochwirksame Behandlung zum Einsatz. Wir helfen dem Kind, den unausgeglichenen Teil entweder zu fühlen, zu verbalisieren oder dessen Gefühle auszudrücken. Den »ungeliebten Teil« zu erkennen und ihn am Ende zu akzeptieren, hoffentlich sogar zu beginnen, ihn zu mögen, ist das, was die Teilearbeit im Brainspotting ermöglicht.

5.3.1 Teilearbeit in verschiedenen Altersstufen

Die ganz Kleinen bieten ihre Symptome meist direkt als Teile an, wie schon im obigen Abschnitt gezeigt. Die Frage, wo in ihrem Körper sie ihn fühlen, oder die Bitte, dem Zeigestab (oder einem kindlich angepassten Ersatz) zu folgen und uns mitzuteilen, wann sie ihn am meisten fühlen können, erlaubt einen direkten Zugang zum ungeliebten Anteil. Auch andere therapeutische Hilfsmittel, wie Gefühlskarten oder -kissen, Fingerpuppen, Plüschtiere usw. können diesen Anteil darstellen und den Zeigestab ersetzen.

Mit jüngeren Kindern kann die folgende Übung durchgeführt werden: »Stell dir vor, du hast so viele Dinge, die du gut machst, und einige Dinge, die du oder andere nicht so gut finden. Was wären diese Dinge?« Das Sammeln der Anteile kann entweder mit dem Kind allein oder mithilfe der Eltern oder Betreuer:innen erfolgen. Danach kann die Stelle im Körper gefunden werden, an der das Kind sie spürt. Diese kann zum Beispiel visualisiert werden, indem sich das Kind auf ein großes Blatt Papier legt und die Therapeut:in den Umriss abzeichnet. Anschließend werden die wichtigen Anteile den Körperteilen zugeordnet und eingetragen. In der Abbildung werden die verschiedenen Gefühle mit Symbolen des Wetters (Sonne, Blitz, Wolken) in Verbindung gebracht (vgl. Abb. 16).

Nachdem herausgefunden wurde, welche ungeliebten Anteile wichtig sein könnten, kann der Brainspotting-Prozess mit dem Teil bzw. dem bedrohlichen Wettersymbol angefangen werden, den wir gemeinsam mit dem Kind auswählen. Während die tiefe Verarbeitung beginnt, halten und unterstützen die anderen Anteile (in dem Fall die Sonnenanteile) den Prozess, indem sie einfach anwesend sind.

Dieser Zugang lässt sich auf vielerlei kreative Weise umgestalten und kann an jede Altersgruppe angepasst werden.

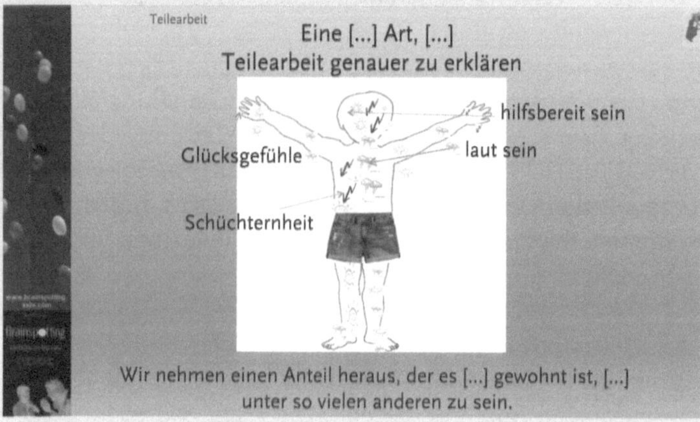

Abb. 16: Die Zuordnung wichtiger Anteile eines Kindes auf einer Umrisszeichnung; die Wettersymbole stehen für die entsprechenden Gefühle

Wenn Kinder zu Jugendlichen heranwachsen, sprechen sie gut auf die Teilearbeit an, die wir bei Erwachsenen anwenden. Jede Anpassung, die im Einzelfall sinnvoll erscheint, kann eine Bereicherung für die Brainspotting-Arbeit sein. Meiner Erfahrung nach ist es am besten, das zu nehmen, was uns intuitiv von unseren Klient:innen angeboten wird, um damit zu »brainspotten«.

Scham und **Schuld** sind tiefe Gefühle. In der Fachliteratur wird beschrieben, dass sie meist ihre Wurzeln in der Kindheit haben. Die Anwendung von Brainspotting bei Kindern und jungen Menschen kann diese in einer Phase treffen, in der sie ohnehin Schamgefühle entwickeln. Scham- und Schuldgefühle als innere Anteile der Kinder anzusprechen, bedeutet, den geheimen Teufelskreis (der sie vielleicht ein Leben lang begleiten würde) zu verlassen. Andernfalls würden wir die Botschaft aussenden, dass es zu beschämend ist, diese in der Therapie anzusprechen. Familien und Kinder müssen Orte finden, an denen sie sich dem Schmerz öffnen können, selbst wenn es um peinliche Momente oder harte Themen wie sexuellen Missbrauch, Gewalt in der Familie, Raubüberfälle mit Mord usw. geht. Brainspotting bietet dafür einen schützenden Rahmen, um sich mitteilen zu können. Wir Therapeut:innen dürfen dies auf sanfte und sichere Weise unterstützen.

Während des Brainspotting-Prozesses sind Kinder verletzlich, jedoch auch sehr offen. Es liegt in der Verantwortung der Therapeut:innen, mit dieser Verletzlichkeit und Offenheit mit ehrlicher Sorgfalt umzugehen. Eine Möglichkeit ist, klar und ohne Angst darüber zu sprechen. Die Arbeit mit inneren Anteilen ist hier äußerst hilfreich, da die Kinder ihren »Problemanteil« als einen Teil ihrer Persönlichkeit sehen können und nicht das Gefühl bekommen, »dass sie die Schande sind«. Plötzlich akzeptiert jemand das Kind mit allem, wofür es sich schämt. Was für ein Geschenk!

Mit Zuhören, Beobachten sowie unserer Körpersprache können wir dem Kind zeigen, dass wir es auch mit seiner Scham bewundern und lieben. All dies kann während des Verarbeitungsprozesses geschehen – mit oder ohne Anwesenheit der Eltern oder Betreuer:innen.

Eine Möglichkeit, die mir intuitiv kam, ist, alles, was wir an uns mögen und was wir nicht so ganz gerne haben, Teilen eines Puzzlespiels zu vergleichen. Ich male dann mit den Kindern auf ein Blatt die Umrisse der Puzzlesteine. In einer Ecke gebe ich einigen Puzzlesteinen eine positive Bedeutung, wie zum Beispiel: Hilfsbereitschaft, gute Ideen haben, super Gläserwäscher, Mathe-Genie, Sieger beim Schach, ein guter Freund sein, ... In einer anderen Ecke notiere ich auf den Puzzleteilen Dinge, die die Kinder nicht so gerne an sich mögen oder die andere nicht so gerne an ihnen haben, wie zum Beispiel: streiten mit meinem Bruder, schreien in der Schule, einen Wutteufel in mir haben, nicht gerne aufräumen, ... Zum Brainspotten kann ich einen der belastenden Puzzlesteine nehmen und damit arbeiten. Manchmal tut es gut, einen der Anteile, die die Klient:in an sich mag, dazuzuholen, um gestärkt zum Belastenden hinschauen zu können.

Das »Puzzlespielblatt« mit den Anteilen kann in jeder Stunde erneut betrachtet werden. Es kann dann entschieden werden, ob damit weitergearbeitet wird, ob neue Teile dazugekommen sind oder ob gerade etwas ganz anderes dran ist.

Ich erhielt einen Anruf von einer Mutter, die mir mitteilte, dass sie mit ihrer hyperaktiven 9-jährigen Tochter kommen wolle. Die Tochter würde nicht länger als zehn Minuten bei uns bleiben können. Wir vereinbarten, es zu versuchen. Die Großmutter war bereit, draußen zu warten und, wenn nötig, mit dem Mädchen spazieren zu gehen.

Am Tag des Termins begleitete eine attraktive, kultivierte Großmutter ihre erwachsene Tochter in meine Praxis. Die Mutter sah vernachlässigt aus, hatte blaue Flecken am ganzen Körper und war offensichtlich sehr erschöpft. Sie hatten Jane, das 9-jährige Mädchen, bei sich. JANE war hyperaktiv und hatte Schwierigkeiten, sich auf ein Gespräch oder eine Handlung zu konzentrieren.

Ich bat die Mutter und Jane in mein Zimmer und begann sie nach der Familiengeschichte zu befragen. Jane lief in der Zwischenzeit in meinem Zimmer hin und her und holte Spiele aus meinem Bücherregal.

Um das Problem zu klären, bevor Jane mit ihrer Großmutter wegging, fragte ich beide: »Wenn ich euch helfen könnte, was würde sich dann in eurem Alltag ändern?« Jane sprang zu ihrer Mutter und demonstrierte mit ihrem ganzen Körper, dass sie nichts sagen dürfe. Die Mutter schaute mich verzweifelt an. Ich sagte den beiden, dass es wichtig sei, mit ihnen beiden zu reden, und dass ich nicht wolle, dass die Mutter heimlich mit mir spreche. Jane sah mich mit großen Augen an, während die Mutter auf ihre blauen Flecken zeigte. Ich fragte: »Oh, Mama hätte keine blauen Flecken?«

Jane erstarrte und blickte auf den Boden. Ich beugte mich hinunter und versuchte, ihr in die Augen zu sehen. Ich sagte: »Jane, für den Fall, dass du für diese blauen Flecken verantwortlich gemacht wirst, möchte ich nur erwähnen, dass du nicht das erste Kind bist, das mit diesem Problem zu mir kommt. Vielleicht können wir einen Weg finden, damit deine Mama ohne blaue Flecken leben kann. Meinst du, du kannst mir helfen?«

Jane »taute auf« und begann wieder herumzulaufen. Diesmal bekam ich keine Antwort von ihr. Bevor sie mit ihrer Großmutter wegging, nahm ich ihre Hand und sagte ihr, dass ich mit ihrer Mutter sprechen würde, um zu sehen, wie wir die Sache regeln könnten. Ich bat sie um Erlaubnis. Sie nickte mit dem Kopf ein »Ja« und lief davon.

Ihre Mutter beschrieb Janes Verhalten sowie ihre Fähigkeiten und positiven Eigenschaften und ich schrieb sie auf ein Blatt Papier.

Bei der nächsten Sitzung wurde Jane von ihrem Vater begleitet. Ich zeigte Jane und ihm die Liste der »geliebten Eigenschaften«, und wir

> wählten einen Punkt im Raum aus, der hilfreich sein könnte, um am Thema »Schlagen« zu arbeiten. Die Ressource wurde mit diesem Gazespot verbunden, um ihn zu nutzen, wenn wir ihn bräuchten. Das »Schlagen« wurde anschließend mit dem Zeigestab durch ein äußeres Fenster gefunden. Jane verarbeitete vor allem ihre tiefe Traurigkeit darüber, dass sie aufgrund ihrer Hyperaktivität »anders« sei und einen zusätzlichen Lehrer haben musste. Dies waren einige der besprochenen Themen.
>
> Nach drei Wochen sah ich die Mutter wieder. Diesmal sah sie gut aus, hatte keine blauen Flecken mehr und passte auf sich selbst auf. Janes Verhalten hatte sich zu Hause positiv verändert. Vor allem respektierte sie ihre Mutter, und sie begannen eine gesündere Mutter-Tochter-Beziehung zu entwickeln.
>
> Ich habe lange mit dieser Familie gearbeitet und Jane hatte viele Brainspotting-Sitzungen. Auch ihre Mutter verarbeitete ihr Thema, warum sie Jane keine positiven Grenzen setzen konnte, in einer individuellen Brainspotting-Sitzung. Nachdem ich die eigene traumatische Geschichte der Mutter kennenlernen durfte, konnte ich ihre Hilflosigkeit bei der Erziehung von Jane vollkommen verstehen. Dies war einer der Fälle, in denen ich das *Rahmen-im-Rahmen-Modell* (auf das ich in Abschn. 5.4 zu sprechen komme) anwandte.
>
> Es war eine meiner intensivsten Brainspotting-Arbeiten in einem Familien-Setting. Es gelang mir, mit Jane gezielt zu kommunizieren. Nach einigen Monaten merkte ich, dass sie sich nicht mehr dafür schämte, ihrer Mutter gegenüber so aggressiv gewesen zu sein.

Ich bin mir ziemlich sicher, dass einer der wichtigsten Schritte für den Erfolg dieser Behandlung beim ersten Treffen stattfand. In diesem konnte das Symptom akzeptiert werden. Jane war nicht mehr die »schlagende Jane«, sondern »Jane, die sich wehren kann«. Das Symptom als etwas Wichtiges anzusehen, das jedoch aus dem Gleichgewicht gekommen war, öffnete den Erlaubnisraum dafür, es zu bearbeiten. Ich sprach direkt und offen mit Jane darüber, dass sie ihre Mutter geschlagen hatte, obwohl sie sich so sehr dafür schämte. Ich ging auf ihren starren Blick ein, rückte in diesen hinein, um ihr zu zeigen, dass ich sie so mochte, wie sie war. Schließlich motivierte ich sie, mit diesem beschämenden Anteil zu arbeiten, indem ich sie wissen ließ, dass es viel mehr positive Anteile in ihrem Leben gebe, und ich bat sie um ihre Mitarbeit.

5.3.2 Arbeiten mit dem »inneren Kind«

Die Arbeit mit dem »inneren Kind« ist eine traditionelle Therapiemethode. Es gibt eine Menge Bücher darüber, wie man »das innere Kind heilen« kann. Auch ohne die Literatur zu kennen, werden Sie feststellen, dass Ihre Klient:innen während der Brainspotting-Prozesse über Situationen sprechen, in denen sie viel jünger waren, bis zurück zum Babyalter. Sehr oft haben unsere Klient:innen das Gefühl, dass sie ihr inneres Kind imaginativ treffen könnten, und sie möchten es auch. Häufig geschieht dies automatisch während der Verarbeitung.

Ein jugendlicher Klient schaute auf den Zeigestab und sagte: »Ich kann mich tatsächlich in dieser Situation sehen. Es muss vor meiner Schulzeit gewesen sein. Ich glaube, es war an einem Sonntag nach der Kirche. Wir saßen alle in der Küche ... Ich fühlte mich so allein, niemand schenkte mir auch nur einen Blick. Wenn ich nur jemanden gehabt hätte, der mich wahrgenommen hätte.« Hier hatte ich nur gefragt, ob er das »kleine Kind« spüren könne, ob er, der Jugendliche, das Kind sehe. Er meinte, dass das kleine Kind den Großen deutlich sehen könne. In seiner Vorstellung ging auch er in diese Küche und nahm den kleinen Jungen – sich selbst – mit, sie verbrachten einen lustigen Tag zusammen.

In diesem Beispiel geschah die Begegnung mit dem »inneren Kind« in Verbindung mit einem inneren Anteil des Selbst.

Die Zuwendung zum »inneren Kind« während des Brainspottings hat sich als äußerst effektiv erwiesen. Dieser Therapieansatz kann auch bei sehr jungen Kindern angewandt werden.

Ein 4-jähriges, sehr kluges Mädchen meinte, während sie zum Brainspot hingewandt mit einer kleinen Puppe spielte und diese kuschelte: »Weißt du, als ich klein war, musste ich lange Zeit im Krankenhaus bleiben, und meine Eltern konnten nicht immer bei mir sein.« Sie verarbeitete das Erlebte, während sie sich um ihre kleine Puppe kümmerte.

Die Arbeit mit dem »inneren Kind« ist auch dann sehr effektiv, wenn wir unsere Klient:innen nur für eine einzige Sitzung sehen. Dies ist zum Beispiel der Fall, wenn wir Eltern behandeln, die unter ihren traumatisierten Kindern leiden oder »erzieherische Methoden« wie

Gewalt oder Schreien anwenden und deren Erziehungsmethoden wir nicht unterstützen können. Typischerweise wurden diese Eltern in ihrer Jugend ähnlich behandelt, und es hilft ihnen, ihr eigenes Trauma zu heilen, um ihr Verhalten gegenüber ihren Kindern zu ändern.

Es gibt so viele Möglichkeiten, dem »inneren Kind« zu begegnen. Wie oben beschrieben, kann es einfach während der Sitzung geschehen.

Wir können das »innere Kind« bitten, in den Raum zu kommen. Dies funktioniert mit Kindern, Jugendlichen und Erwachsenen. Einmal sprang ein kleines Mädchen in der Sitzung auf, lief zu meinem Korb mit Kuscheltieren, nahm einen kleinen Igel in die Hand und meinte: »Weißt du, als ich so klein war, musste ich ins Krankenhaus.« Sie tröstete den kleinen Igel, als wäre dieser das kleine Mädchen in der Klinik.

Fragen wie: »Stellen Sie sich Ihr ›kleines Ich‹ in dieser Situation vor, das außerhalb dieses Raumes im Wartezimmer sitzt. Möchten Sie es hereinbitten?«

Die Klientin kann sich auch in die Situation hineinversetzen, in der das Trauma passiert ist. »Was würden Sie fühlen, wenn Sie heute als Erwachsene bei ihr wären?«

Als Brainspotting-Therapeut:innen bleiben wir der Ungewissheit treu und lassen uns überraschen, was passiert. Unsere Klient:innen, auch die jungen, bieten häufig intuitiv mehr Zugänge zum »inneren Kind« an, als hier beschrieben werden können. Wenn wir mit sehr traumatisierten Menschen arbeiten, kann es jedoch auch viele Sitzungen dauern, bis sie überhaupt ihr »jüngeres Ich« betrachten können.

Hier unvoreingenommen zu bleiben ist wichtig, damit unsere jungen (oder auch älteren) Klient:innen ihre Lebensgeschichte so integrieren können, wie ihr Gehirn dazu in der Lage ist. Es mag sich gut anfühlen, wenn Klient:innen ihr »inneres Kind« umarmen können. Dies muss aber nicht immer der Fall sein. Allein die Akzeptanz des »inneren Kindes« kann manchmal ein enorm wirkungsvoller Schritt sein.

Wenn Menschen Schweres erlebt haben, ist es oft hilfreicher, nach dem herausforderndsten bzw. belastendsten Moment vor, während oder nach einer bestimmten Situation zu fragen. So bekomme ich meist sofortigen Zugang zu ihren traumatischsten Gefühlen, die oft schlimmer sind als das eigentliche traumatische Ereignis. Häufig werden Schuldgefühle beschrieben, dass es zu einer bestimmten Situation kam, aber auch Bindungsstörungen mit vertrauten Personen treten zutage. »Die Lehrerin/der Vater/die Mutter hat mir nicht geglaubt, sondern mich verurteilt, dass ich so etwas sage.« Ein Mensch, mit dem ein tiefes Leid geteilt wurde, vertraute nicht, sondern verurteilte. Diese wesentlich »erschütternden Traumata« wiegen oft viel schwerer als die ohnehin schon schlimme Situation. Durch seine Offenheit ermöglicht uns Brainspotting, Zugang zu den größten Belastungen der Klient:innen zu bekommen.

Die Kombination von Brainspotting mit der Arbeit an dem »inneren Kind« lässt sich leicht auf Kinder vom Kleinkindalter bis ins Jugendalter übertragen. Mit Fragen wie: »Wenn du zurückdenkst, an …« und »Wenn du zurückblickst, welches war der schlimmste Moment?« oder auch »Stell dir vor, du könntest dich in einem Film sehen. Wann hast du am meisten gelitten?« finden sie leicht einen Zugang.

Bei sehr jungen Kindern ist es sinnvoll, diese Fragen in einer Sprache zu stellen, in der sie sich direkt mit ihrem jungen Ich verbinden können. Das könnte zum Beispiel lauten: »Wenn du an die kleine Amy in ihrem blauen Kleid zurückdenkst und sie dir vorstellst, was war der schlimmste Moment …?« oder »Stell dir vor, du könntest die kleine Amy mit ihrem blauen Kleid in einem Film sehen. Wann hat sie am meisten gelitten?«.

Diese Fragen mit Brainspots zu verbinden, wie Sie es in diesem Buch auf so viele Arten gelesen haben, ist eine kraftvolle Hilfe, um unseren Klient:innen von klein auf bis ins hohe Alter eine tiefe Verarbeitung zu ermöglichen.

5.4 Das Setting

In der Psychotherapie ist die Frage des Settings von Denkschule zu Denkschule unterschiedlich. Während Sigmund Freud, mein österreichischer »therapeutischer Großvater«, seine Klient:innen in jeder Sitzung auf einer Couch liegen ließ, lernte ich etwa 70 Jahre später in derselben Stadt die systemische Familientherapie. Die eine Therapieform, die Psychoanalyse, behandelt ausschließlich den Symptomträger, bei den Systemiker:innen lernte ich, dass der die Symptomträger:in eine spezifische Rolle innerhalb eines Systems spielt. So unterschiedlich die Haltungen sind, können sie doch beide hilfreich für Menschen mit emotionalem Heilungsbedarf sein.

Für das Brainspotting gilt: »Brainspotting ist eine offene, kreative, integrative Methode. Sie ist so konzipiert, dass sie an jeden klinischen Ansatz und Therapiestil angepasst werden kann. Einer Heilung darf nichts im Wege stehen« (Grand 2009a).

So gibt es auch viele Möglichkeiten, wie das Setting beim Brainspotting mit Kindern und Jugendlichen gewählt werden kann. Meistens können Sie spontan entscheiden, was am besten in die aktuelle Sitzung passt.

Manchmal ist es wichtig, dass Betreuer:innen oder Eltern anwesend sind, dann ist es vorzuziehen, dass sie außerhalb des Therapieraumes warten. Das Gleiche gilt für Geschwister. Es ist nicht immer einfach herauszufinden, welches Setting zum besten Ergebnis führt. Klar ist jedoch: Je jünger das Kind, desto häufiger ist die Anwesenheit durch eine vertrauensvolle Bezugsperson förderlich. Junge Kinder lieben es zum Beispiel, auf dem Schoß eines Elternteiles zum Brainspot hinzuschauen. Sie spüren so die elterliche Sicherheit, sich ihrem Symptom zu stellen.

Bei der Terminabsprache wurde mir mitgeteilt, dass ein Vater mit seiner Tochter in meine Praxis kommen würde. Als ich die Tür öffnete, standen das kleine Mädchen, der Vater, die Großmutter, eine Sozialarbeiterin und ein Geschwisterkind vor mir. Ich bat alle einzutreten, fühlte mich aber von der Anzahl der Personen in meinem kleinen Raum völlig überfordert.

Ich begann nach der Familiengeschichte zu fragen. Das junge Mädchen war sehr selbstbewusst und übernahm das Gespräch. Sie erzählte mir alles über ihre Familie, warum so viele Leute sie begleiteten und dass sie eine Behandlung benötigte, weil sie unter posttraumatischen Symptomen litt. – An diesem Punkt war ich wieder überwältigt. Mit ihren jungen Jahren wusste sie schon so viel.

Ich fragte sie, ob ich zehn Minuten allein mit ihr arbeiten dürfe. Sie stimmte zu und ich erzählte ihr von den Funktionen des Gehirns anhand des Gehirnmodells. Es gelang ihr bereits bei dieser Erklärung, tiefe Gefühle zu verarbeiten. Obwohl ich noch gar nicht in die Behandlung einsteigen wollte, tat sie es.

Nach diesen zehn Minuten, in denen so viel passiert war, kamen alle wieder herein, und ich legte das zukünftige Setting fest. Alle waren sich einig, dass es am besten wäre, mit der Großmutter und dem Mädchen zu arbeiten. Die Realität sah anders aus: Die Großmutter kam nur einmal, und ich arbeitete hauptsächlich mit dem Mädchen und ihrem Vater. Es war für uns alle eine ganz besondere Zeit. Das Setting wurde bei jeder Sitzung angepasst, und ich lernte, ohne Erwartung zu sein, wer zu den Sitzungen kommen würde.

Bei der Wahl des Settings ist es essenziell, für einen stabilen emotionalen Rahmen zu sorgen, der es den Menschen ermöglicht, ihre Anliegen zu verarbeiten. Es spielt keine Rolle, wer in diesem emotionalen Rahmen anwesend ist, solange diese Erwachsenen für den Verarbeitungsprozess förderlich sind.

Ich habe festgestellt, dass es weniger wichtig ist, sich um die Umgebung zu kümmern, beispielsweise darum, dass es ruhig ist. Dies mag vielleicht für Therapeut:innen wichtig sein. Wenn Kinder vertrauen, ist das Vertrauen überall: in einem lauten Kinderheim, auf einem Schulhof mit spielenden Kindern, vor einem Grab oder im Operationssaal eines Krankenhauses, um nur einige Orte zu nennen, an denen ich eindrucksvolle Brainspotting-Sitzungen hatte.

Manchmal haben wir nicht mehr als unsere Präsenz anzubieten und einige Ideen, von denen wir im Brainspotting gehört haben. Unabhängig vom Setting können wir während einer akuten Krise, zum Beispiel wenn Kinder extrem verletzt sind, ihren Eltern weggenommen wurden oder Verlustangst haben, nichts anderes tun, als für sie da zu sein. Meine Erfahrung ist, dass dies schon so viel ist! Wann immer in einer solchen Situation ein Gazespot auftaucht, sei es bei einer Einzelperson oder einer Gruppe von Menschen, lohnt es sich, ihn aufzufangen. Er kann benannt werden und die betroffene Person kann »zu ihm geführt« werden. Oft hilft Beruhigung schon für die unbewusste Verarbeitung alter Traumata.

5.4.1 Online-Brainspotting-Behandlungen von Kindern und Jugendlichen

Aufgrund der COVID-19-Pandemie habe natürlich auch ich zunehmend mit Online-Materialien experimentiert. Meine Erfahrung in der Online-Arbeit mit der jungen Bevölkerung wuchs, und ich bin immer noch überrascht, wie gut sie funktioniert.

Ich gehe davon aus, dass die meisten Leser:innen aufgrund der genannten Umstände bereits Ferntherapiesitzungen durchgeführt haben. Denjenigen, die dazu noch Unterstützung brauchen, empfehle ich ein kostenfreies YouTube-Video zur Online-Behandlung von Kindern und Jugendlichen, das ich mit zwei sehr kompetenten

Kolleginnen auf Englisch (Baumann, Sulek a. Tomek 2020a) und auf Deutsch (Baumann, Sulek u. Tomek 2020b) erstellt habe.

Gerne liste ich Ihnen hier einige Brainspotting-Tipps und allgemeine Empfehlungen aus meiner Erfahrung mit der Online-Arbeit auf:

- Arbeiten Sie auf einem leicht zu bewegenden Stuhl (zum Beispiel einem Rollsessel) und verwenden Sie entweder Bluetooth-Kopfhörer oder Lautsprecher. So können Sie, wenn nötig, vom Bildschirm wegrücken. Das kann wichtig sein, wenn Sie mit dem Zeigestab (und Fingerpuppen) arbeiten. Sich weiter nach hinten zu bewegen bedeutet auch, dass die x-Achse breiter wird.
- Hyperaktive Kinder sind konzentrierter, wenn die Kopfhörer über ein Kabel mit dem Computer verbunden sind.
- Bei jüngeren Kindern empfehle ich Sitzungen zweimal pro Woche à 25 Minuten, da ihre Konzentrationsspanne kürzer zu sein scheint, wenn sie vor dem Computer sitzen.
- Rollenspiele funktionieren hervorragend am Computer: Die Therapeut:in kann eine Fingerpuppe auf den Zeigestab setzen und das Kind kann sein Lieblingsstofftier, ein Spielgerät usw. verwenden.
- Um ein Gefühl zu symbolisieren, kann man ein Symbol dafür auf einen Post-it-Zettel zeichnen und diesen auf den Zeigerstab kleben. Auf diese Weise kann unter anderem mit dem Doppeleffekt gearbeitet werden.
- Die Verwendung von Double-Spotting (wenn Sie sowohl einen Aktivierungs- als auch einen Ressourcen-Spot nutzen) ermöglicht einen sicheren Zugang.
- Kinder können am Computer stolz »ihre Welt«, ihre häusliche Umgebung zeigen sowie ihre Lieblingsdinge vor den Bildschirm bringen.
- Wenn Sie jüngere Kinder allein behandeln, sollten Sie immer die Telefonnummer einer verantwortlichen Person im Haus bei der Hand haben. Es kann einen Moment geben, in dem zusätzliche Unterstützung gebraucht wird – vielleicht, um das Kind zu umarmen oder um Taschentücher zu bringen.
- Vergewissern Sie sich immer, ob sonst noch jemand im Raum ist. In einer Sitzung mit einer jungen Frau sprang nach etwa 40 Minuten der Kopf des kleinen Bruders unter dem Tisch

hervor und rief: »Nein, nein, das ist nicht wahr!« Ich war froh, dass wir in dieser Sitzung keine tiefe Traumaarbeit gemacht hatten. Wir konnten diese bizarre Situation mit einem breiten Lächeln »retten«.

5.4.2 Der »Rahmen im Rahmen«

Wenn Kinder betroffen sind, leiden ihre Familien oder Betreuer:innen oft mit ihnen. Umgekehrt gilt auch, dass Kinder mitleiden können, wenn jemand in ihrem sicheren System ein ernsthaftes Problem hat. Das folgende Fallbeispiel hat mich gelehrt, dass Behandlungen mit dem erweiterten Familiensystem, sprich: nicht nur mit dem betroffenen Kind, eine große Hilfe sein können.

Ich hatte einen Termin mit einer Mutter und ihrem Sohn im Grundschulalter. Ziel der Therapie war es, ihm bei seinen schweren Ängsten zu helfen. Der Hintergrund war folgender: Ein Jahr vor dieser Sitzung war die Mutter lebensbedrohlich verletzt worden. Ihr Zustand war damals äußerst kritisch, und sie lag einige Wochen im Krankenhaus. Nachdem sich die Mutter erholt hatte, zeigten sich beim Sohn Symptome wie Schlaflosigkeit, Angst vor dem Alleinsein und zunehmende Schüchternheit.

Während unseres ersten Gesprächs begann der junge Klient, sich auf einen Gazespot zu fixieren. Ohne große Erklärung brachte ich ein Post-it an der Wand an und bat ihn, dieses weiter anzuschauen. Er führte einen natürlichen, tiefen und emotionalen Brainspotting-Prozess durch. Manchmal warf ich einen Blick auf die Mutter und beobachtete, wie sie während des Prozesses ihres Sohnes erstarrte. Sie wurde blass und Verzweiflung war auf ihrem Gesicht zu sehen.

Nachdem der Bub fertig war und sich befreit fühlte, wandte ich mich zunächst an die Mutter. Ich teilte ihr meine Beobachtungen mit und fragte sie: »Hat die Art und Weise, wie Ihr Sohn seine Gefühle mitteilt, Sie belastet?« Die Mutter gab an, dass es ihr schwerfalle, diese Gefühlsäußerungen anzuhören, sie aber glaube, dass dies wichtig sei. Ich konnte in der Körpersprache der Mutter eine deutliche Gehirn-Körper-Verbindung und Aktivierung wahrnehmen und bot ihr eine Brainspotting-Sitzung für einen anderen Tag an. Sie wollte darüber nachdenken. Der kleine Sohn sprang auf, berührte die Schultern seiner Mutter und sagte: »Mama, das ist so gut! Das musst du machen! Wenn du das machst, werde ich bestimmt besser schlafen.«

Kurz darauf hatte ich eine intensive Sitzung mit der Mutter, in der sie mir ihre emotionalen Wunden und körperlichen Schwierigkeiten nach dem Unfall mitteilte. Sie litt immer noch unter diesen Herausforderungen in ihrem Alltag. Wenige Tage nach den beiden Sitzungen waren die Symptome von Mutter und Sohn verschwunden. Wie Sie sich vorstellen können, vermochte auch er seine Ängste zu überwinden.

Jahre später hatte ich noch weitere Sitzungen mit dem Sohn, in denen es um den Tod zweier Menschen aus seinem persönlichen Umfeld ging. Heute ist er ein großartiger Teenager.

Dieser Fall lehrte mich eine wichtige Lektion in meiner Arbeit mit Kindern und Jugendlichen: »Mama, das ist so gut! Das musst du machen! Wenn du das machst, werde ich bestimmt besser schlafen.« Welch direkte und klare Botschaft aus dem Mund eines Kindes! Wenn Eltern oder nahestehende Personen schwierige und möglicherweise traumatische Momente durchmachen müssen, sind ihre Kinder oft »ko-traumatisiert« oder »versteckt traumatisiert«. Das gilt gleichermaßen, wenn ein Kind verletzt ist oder sich nicht wie gewohnt verhält. Eltern leiden mit ihren Kindern mit. Da ich in diesem Fall auch die Mutter behandelte, konnte ich sehen, wie effektiv es war, mit beiden am selben Thema zu arbeiten. Ich habe ähnliche Interventionen oft und mit großem Erfolg eingesetzt. Hierbei sind nicht nur Eltern betroffen, oft sind es auch andere Personen im System wie Lehrer:innen, Kindergartenpädagog:innen, Geschwister etc.

Ein wichtiger Ansatzpunkt ist, dass ich Kinder oft im Beisein ihrer Eltern behandle, die sie unterstützen. Einen Erwachsenen hingegen behandle ich nie in Anwesenheit des Kindes. Kinder könnten traumatisiert werden, wenn sie hören und fühlen, was ihre Eltern in ihrem Leben durchgemacht haben. Gewalttätige Eltern sind oft Opfer der gleichen Erziehung gewesen. Wenn ein Kind ein Problem im Zusammenhang mit Bestrafung, Aggressivität oder Vernachlässigung in der Familie hat, können wir den verantwortlichen und betroffenen Erwachsenen eine Brainspotting-Sitzung vorschlagen, bei der es um ihre Art der Erziehung geht. Wir konzentrieren uns darauf, wie sie sich fühlen (oder vielleicht gefühlt haben), wenn sie auf unangenehme Weise Grenzen setzen. Es ist erstaunlich, welche Veränderungen möglich sind, wenn die persönliche und oft traurige Geschichte aufgearbeitet wird.

Als ich dieses Potenzial von Brainspotting erkannte, kam mir der Gedanke, dass hier der *Rahmen im Rahmen* zum Einsatz gekommen war. Visualisiert könnte es aussehen, wie es in Abbildung 17 dargestellt wurde.

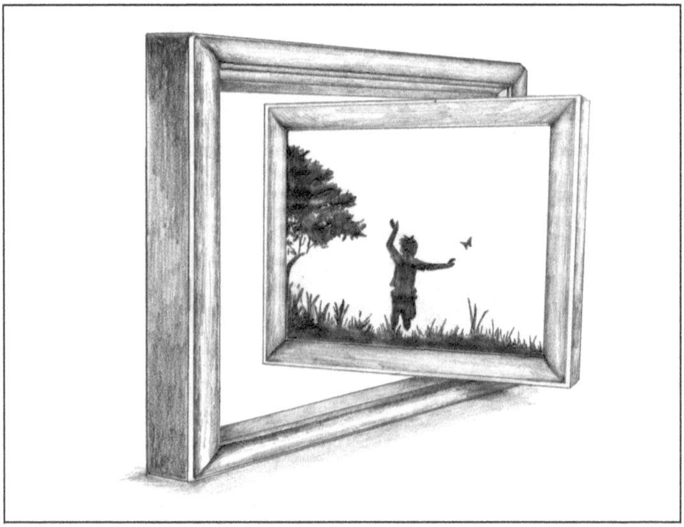

Abb. 17: Der »Rahmen im Rahmen«

Wenn wir den mit betroffenen Eltern oder Betreuer:innen ebenfalls eine Behandlung anbieten, kann dies je nach Situation entweder bei uns oder bei einem Brainspotting-Kollegen erfolgen. Manchmal wird das System der Betroffenen größer und es ist sinnvoll, Schule, Lehrer:innen, Ärzt:innen usw. mit einzubeziehen.

Dies führt mich zu einem weiteren wichtigen Thema, der kollektiven Traumatisierung.

5.4.3 Kollektives Trauma

Ein Trauma innerhalb einer Gemeinschaft führt dazu, dass die Traumareaktionen auf einen größeren Bevölkerungskreis übergreifen. Einige Menschen sind direkt betroffen, andere kennen Betroffene und fühlen sich hilflos oder schuldig gegenüber dem, was passiert ist.

Als ich fünf Jahre nach dem Amoklauf in der Schule von Sandy Hook, Connecticut, zusammen mit Martha S. Jacobi und David Grand gebeten wurde, ein Brainspotting-Training zu leiten, erinnere ich mich, über dem Eingang des Traumazentrums einen Spruch von David Grand gelesen zu haben: »Trauma erleben wir einsam, aber heilen können wir es gemeinsam«. Dieser Satz ist mir seitdem im Gedächtnis geblieben.

Ich hatte verschiedenste traumatische Situationen in Gemeinschaften miterlebt. Meine persönlichen Schlussfolgerungen, was während der Behandlung in einer tragischen Situation in der Gemeinschaft am meisten benötigt wird, möchte ich Ihnen im Folgenden weitergeben:

- *Unsere Präsenz einbringen:* Präsent zu sein in der traumatischen Situation oder unmittelbar danach, ist der Schlüssel bei Brainspotting-Behandlungen. Die Betroffenen haben das Gefühl, dass ein Profi bei ihnen ist, der ihnen Sicherheit bietet, egal wie sie reagieren. Alles, was wir anbieten können, ist, dass wir da sind und uns erlauben, das bereitzustellen, was gebraucht oder akzeptiert wird. In diesen akuten Situationen habe ich nie einen Zeigestab dabeigehabt. Ich war mir jedoch der Stärke des Gazespottings und des Ressourcenzugangs bewusst. Die Brainspotting-Arbeit in diesen Situationen war jedes Mal individuell und spontan. Ich fing entweder den Gazespot auf und bat die betroffene Person, dort zu bleiben, oder leitete sie an, dort hinzuschauen, wo sie die aktuelle Situation am besten aushalte. Präsent zu sein und diese Methode zu nutzen, kann als Einstieg in Brainspotting-Behandlungen mit Einzelpersonen oder mit einer Gruppe von Betroffenen (Erwachsenen wie Kindern) in einer Krisensituation dienen.
- *Die Möglichkeit, auch als Fachkraft um Unterstützung oder Hilfe zu bitten, um mit der eigenen Betroffenheit besser umzugehen:* Auch Therapeut:innen sind Gefühle wie Hilflosigkeit oder Unsicherheit in Krisensituationen anderer erlaubt. Die Offenheit, um Unterstützung in solchen Situationen zu bitten und mit Kolleg:innen in Kontakt zu bleiben, ist ganz wichtig. Dieser Dialog hilft ungemein, unsere Belastung zu verringern. Während der COVID-19-Pandemie zum Beispiel bot ein Team von Brainspotting-Therapeut:innen einander Behandlungen an. Dies wurde als äußerst hilfreich empfunden und ermöglichte es uns, in einer Situation zu funktionieren, in der auch wir tief

betroffen waren. Wir halfen uns gegenseitig, uns in unseren Behandlungsfähigkeiten zu stärken und somit anderen Heilung zu ermöglichen.

Ich war in einer tragischen Situation in einer von mir sehr geliebten Gegend zufällig vor Ort. Die Leute sagten zu den betroffenen Kindern: »Bitte geht zu Monika. Sie ist ein Profi.« Ehrlich gesagt, fehlten mir die Worte. Ich konnte lediglich da sein.

Nachdem ich angeboten hatte, dass ich da sein würde und bereit wäre, mit den betroffenen Kindern zu sprechen, wartete ich einfach ab. Nach etwa einer Stunde kam eines der akut traumatisierten Kinder auf mich zu und nahm seinen Platz neben mir ein. Der Junge begann zu reden und zu reden und zu reden. Er erzählte mir von wunderbaren Momenten in seiner früheren Kindheit, die jetzt nicht mehr möglich wären. Dann begann der Junge, all die traumatischen Situationen vom Vorabend durchzugehen, die sein Leben drastisch verändern würden. Er versetzte sich wieder in die Situation hinein und erzählte Einzelheiten. Alles, was ich tat, war anwesend zu sein, meinen Arm auf die Schulter des Kindes zu legen und seinen fixierten Blick auf einen Kaugummi am Boden (Gazespot) zu unterstützen. Nach etwa 90 Minuten blickte er in eine hoffnungsvolle Zukunft und erzählte, was er anders machen wird, wenn er erwachsen ist.

Ich war überrascht, wie dieser Junge mit positiven Erinnerungen aus seiner Kindheit begann, dann zum eigentlichen Trauma überging und schließlich eine ressourcenorientierte, positive Zukunft schuf. Dies geschah mit Brainspotting auf ganz natürliche Art und Weise – und es lehrte mich erneut, wie wichtig es ist, zu WARTEN.

Als ich das Gefühl hatte, den Jungen gehen lassen zu können, rief ich nach diesem sehr berührenden Gespräch meine Brainspotting-Freundin Martha S. Jacobi an. Ich erzählte ihr von meinen Gefühlen, die meinen Körper förmlich erstarren ließen, und fragte, ob ich noch etwas für diese Familie tun könne. Martha reflektierte alle Schritte, die ich unternommen hatte, und gab mir das Gefühl, die bestmöglichen Maßnahmen in dieser Situation ergriffen zu haben, insbesondere die Unterstützung seines Blicks auf den Kaugummi am Boden. Dieses Telefonat half mir, aus meiner erstarrten Betroffenheit herauszukommen und in den folgenden Tagen mehr Präsenz für die Gemeinschaft zu ermöglichen.

In einer anderen Situation riefen mich Mitarbeiter einer Schule an. Die Schule war auf dem Land und hatte keine psychologische

Hilfe vor Ort. Es ging um den Tod eines Schulkindes. Ich sprach am Telefon mit den verantwortlichen Personen in der Schule, wie Lehrer:innen, dem Schulleiter und Eltern, und konnte ihnen damit meine »telefonische Präsenz« geben. Während wir telefonierten, bat ich sie, dort hinzusehen, wo sie sich am besten auf das Gespräch konzentrieren konnten.

Etwa fünf Jahre später, in einem Brainspotting-Training, reflektierte eine der betroffenen Lehrerinnen, wie kraftvoll es für sie gewesen war, zu einem Ressourcenpunkt geschickt zu werden, während sie mit mir am Telefon sprach, ohne damals zu wissen, dass ich Brainspotting mit ihr gemacht hatte.

Behandlungen für Gemeinschaften, die Traumatisches durchgemacht haben, unterscheiden sich erheblich von den Behandlungen, bei denen die Betroffenen sich noch mitten in einer traumatischen Situation befinden. David Grand und Martha S. Jacobi führten nach den tragischen Ereignissen an der Sandy Hook Elementary School, wo am 14. Dezember 2012 26 Menschen getötet worden waren, dort noch jahrelang freiwillig Brainspotting-Behandlungen durch und Brainspotting erwies sich als die wirksamste Behandlung angesichts der schrecklichen Ereignisse (vgl. Newtown-Sandy Hook Community Foundation 2016).

Während der COVID-19-Krise, nach dem ersten Lockdown, beobachteten viele meiner Kolleg:innen und ich, dass das aktuelle Trauma unsere alten Traumareaktionen weckte, was als »posttraumatische Reaktion« bezeichnet werden kann. Brainspotting bietet eine Chance, auch alte Blockaden nach traumatischen Ereignissen aufzulösen. Den Brainspot zu finden bedeutet, unserem Körper und unseren Gefühlen zu erlauben, den posttraumatischen Zustand auszudrücken und möglicherweise sehr alte Blockaden zu heilen. Dies hilft uns, aus einem natürlichen dissoziativen Zustand herauszukommen. Es ermöglicht uns, im »Hier und Jetzt« zu handeln und in das gegenwärtige Leben zurückzukehren.

Menschen reagieren nach einem kollektiven Trauma mit vielen unterschiedlichen posttraumatischen Symptomen, wie zum Beispiel mit Angstzuständen und Schlaflosigkeit. Präsent zu sein und Kindern die Möglichkeit für Brainspotting zu geben – die Chance, an sich selbst zu glauben und mit dem, was ihnen widerfahren ist, weiterzumachen, – unterstützt eine gesunde Gehirnentwicklung und damit die Fähigkeit, im »Hier und Jetzt« zu leben.

5.4.4 Brainspotting mit Familien oder mehreren Klient:innen

Brainspotting kann wirkungsvoll auch mit mehr als einer Person während derselben Sitzung eingesetzt werden. Auf jeden Fall ist es einen Versuch wert und lässt sich problemlos in eine Sitzung einbauen.

Unsere Klient:innen kommen zu uns, weil es ein Problem gibt. Die Frage danach aktiviert sie. Wenn eine Aktivierung stattfindet, kann dies der richtige Moment sein, um Brainspotting anzubieten. Sind mehrere Personen anwesend, ist es wichtig, herauszukristallisieren, ob es ein gemeinsames Problem gibt und wenn ja, welches. Tritt dies deutlich hervor, kann jeder Einzelne »auf einen Brainspot geschickt werden« oder man sucht einen gemeinsamen Punkt. Dies kann mit dem Zeigestab geschehen oder es wird ein Punkt im Raum gesucht.

Sie könnten zum Beispiel jüngere Kinder zusammen mit ihren Eltern fragen: »Stell dir vor, in diesem Zimmer steht ein Fernseher. Wo würdest du ihn sehen oder wo könntest dich darauf konzentrieren, ihn aufzustellen? Wo würde er stehen?« Bei Jugendlichen kann man eine kurze Beschreibung zum Brainspotting geben und danach den Brainspot aufsuchen.

Indem Sie jede anwesende Person ihren eigenen Brainspot finden lassen, helfen Sie Ihren Klient:innen, sich auf ihre Gefühle zu konzentrieren. Es ermöglicht wiederum Ihnen, zwei, vielleicht drei oder mehr Prozesse gleichzeitig anzuleiten. Überraschenderweise verstärken sich die Prozesse oft gegenseitig, oder einer bewirkt, dass ein anderer hervorgerufen wird. Die zwei folgenden kurzen Fallbeispiele werden Ihr Verständnis für diesen Prozess vertiefen.

Lisa, ein 7-jähriges Mädchen, kam mit ihrem Vater in meine Praxis. Lisa hatte vor ein paar Tagen eine schreckliche Situation in der Schule erlebt. Sie begann sofort zu weinen, als sie und ihr Vater darüber sprachen. Ich bat sie, den fiktiven Fernseher in meinem Zimmer zu suchen, damit sie am besten darüber sprechen konnte. Sie wählte einen Platz in einer Ecke. Auch ihr Vater wurde angeleitet, einen Punkt zu finden, auf den er sich konzentrieren konnte, damit er die Erzählung seiner Tochter am besten auszuhalten vermochte. Er beschloss, dass seine Tochter der Brainspot sein sollte, da er sie einfach nur ansehen wollte. Wir hörten dem Mädchen zu, wie sie ihr Trauma verarbeitete, und am Ende sagte ihr Vater: »Jetzt kann ich plötzlich meinen Körper wieder spüren. Ich habe gar nicht gemerkt, dass ich so erstarrt war, seit das passiert ist.«

Ein Vater kam mit seinem 17-jährigen Sohn. Sie hatten einige Monate zuvor einen schweren Verlust in ihrer Familie erlitten. Sie konnten, kurz nach dem ersten COVID-19-Lockdown, mit der Situation nicht fertigwerden.

Nachdem ich ihnen das Brainspotting erklärt hatte, bat ich sie, jeweils ihren Gazespot zu finden. Sie schauten in völlig unterschiedliche Richtungen. Beide konnten jedoch so ihren emotionalen Schmerz im Zusammenhang mit dem Verlust, ihre Hilflosigkeit usw. verarbeiten. Einer begann zu sprechen, und der andere fügte seine Gefühle hinzu. Auf diese Weise konnte jeder von ihnen im Beisein des anderen das Erlebte verarbeiten. Am Ende fanden sie gemeinsam einen Ressourcenpunkt, an dem sie sich wirklich wohlfühlten.

Brainspotting für Familienmitglieder anzubieten, die sich, aus welchen Gründen auch immer, in einem gemeinsamen Konflikt befinden, ist eine große Herausforderung. Anstatt sich gegenseitig »die Augen auszukratzen«, bekommen sie die Gelegenheit, an ihrem Brainspot zu verarbeiten und einer Lösung eine Chance zu geben.

5.4.5 Brainspotting-Behandlungen in Gruppen mit Kindern und Jugendlichen

Es gibt viele Möglichkeiten, jungen Menschen Gruppentherapie anzubieten. Die ecuadorianische Brainspotting-Trainerin Glenda Villamarín bietet zum Beispiel ein dreitägiges Training zu Brainspotting mit Gruppen an. Bei Jugendlichen wird das Gruppen-Brainspotting mit zwei oder mehr Jugendlichen oft in Kliniken oder in der Folgetherapie eingesetzt. Die Arbeit mit den eigenen Ressourcen kann ein einfacher Schritt in Richtung Brainspotting mit Gruppen sein. Jeder kann eine Ressource – einen Gazespot für ein bestimmtes Thema – finden, anschließend findet ein Austausch statt.

Die Arbeit mit Aktivierungspunkten in Gruppen sollte im Vorfeld sorgfältig vorbereitet werden, da es als Therapeut:in untragbar herausfordernd sein kann, mehr als ein oder zwei aktivierte Personen zu halten. Therapeutische Helfer:innen könnten hierfür zur Unterstützung hinzugezogen werden. Sie können dann beispielsweise die Gruppe einen Brainspot suchen lassen oder auch einen Gegenstand in den Raum stellen und alle auffordern, den besten Aktivierungs-/Ressourcenort zu suchen. Die Jugendlichen können ihre eigenen Körpergefühle beobachten, während sie im Raum herumgehen und den

Gegenstand suchen. Jeder Einzelne kann den Ort mit dem höchsten Ressourcengefühl oder der höchsten Aktivierung wählen, bevor mit dem gemeinsamen Brainspotting begonnen wird. Die folgende Fallbeschreibung ist ein Beispiel für Brainspotting mit Gruppen.

Die Geschichte der beiden Stoffhasen

Ich wurde dringend gebeten, in ein Kinderheim zu kommen, da ein beliebter Jugendlicher eine psychotische Episode hatte und unerwartet weggelaufen war. Die Kinder und Jugendlichen waren schockiert. Es war bereits Schlafenszeit, eine Zeit, in der sie normalerweise zusammensaßen, sangen und beteten. Ich blieb während ihres täglichen Rituals bei ihnen und schlug vor, ihnen am Ende eine Geschichte zu erzählen. Ich bat sie, sich einen Platz auszusuchen, an dem sie sitzen konnten, sich wohlfühlten und vielleicht am besten der Geschichte zuhören konnten. Ich platzierte zwei Stoffhasen auf meinen Schoß. Sie waren der Brainspot.

Viele Kinder sprangen auf und liefen herum, um einen sicheren Platz zu finden. Ich kann mich daran erinnern, dass die meisten von ihnen in der Nähe ihrer Betreuer:innen sein und von ihnen geknuddelt werden wollten.

Dann erfanden wir gemeinsam eine Geschichte, in der ein Kaninchen weglief und die Erwachsenen sich um es kümmern würden, so wie sie es für die Person tun würden, die an diesem Tag weggelaufen war. Ein Ressourcenmärchen zu entwickeln, gab den Kindern das Gefühl, dass sie nicht für das Geschehene verantwortlich waren, und nahm ihnen mögliche Schuld- und Schamgefühle.

An »besonderen« Plätzen zu sitzen, könnte das Ressourcengefühl im Zusammenhang mit dem Märchen noch verstärkt haben. Zumindest hatte ich den Eindruck, dass die Kinder am Ende des Tages wieder beruhigt und von ihrem Verantwortungsgefühl befreit ins Bett gingen.

Teil III: Ausblick

»Brainspotting als neuroexperienzielles Verarbeitungsmodell für Gesundung und Expansion« – Ein Vortrag von David Grand[8]

In den Teilen I und II des vorliegenden Buches sind die theoretischen Grundlagen und Instrumente von Brainspotting erläutert und mit zahlreichen Fallbeispielen aus meiner praktischen Arbeit angereichert worden. Zugleich ist es mir eine Herzensangelegenheit, 20 Jahre nach der Entdeckung von Brainspotting durch David Grand, Ihnen einen Einblick in die historische Entwicklung der Methode sowie aktuelle und zukünftige Fragestellungen zum Verarbeitungsprozess und den neuronalen Wirkmechanismen zu geben. Kann es etwas Besseres geben, als an dieser Stelle den Entdecker und Begründer von Brainspotting direkt zu Wort kommen zu lassen? Ich denke, nicht.

David Grand, dem ich viel zu verdanken habe, hat mir gestattet, im Rahmen dieses Buches sein »neuroexperienzielles Verarbeitungsmodell«[9] vorzustellen. Nachfolgende Abhandlung ist eine Übersetzung des Hauptvortrags von David Grand auf dem 2. internationalen Kongress für Brainspotting, der im Juli 2021 in Denver, Colorado, stattfand. In seinem Vortrag erfahren wir, wie Brainspotting subkortikale, unbewusst abgespeicherte neuronale Erfahrungen nutzt, um Verarbeitungsprozesse zu unterstützen. Dabei betont David Grand, dass das neuroexperienzielle Verarbeitungsmodell ein organisches, wandelbares, multisystemisches Modell ist, das von denjenigen, die innerhalb und außerhalb der Brainspotting-Gemeinschaft stehen, jederzeit weiterentwickelt werden kann und sollte.

Hier sind wir also: eine Versammlung von mehr als 1.200 Personen, die Brainspotting praktizieren. Die meisten von uns sind therapeutisch tätig, einige haben aber auch einen anderen Hintergrund. Vor achtzehn Jahren kam ich in meine Praxis und war mir meines Wissens nicht darüber im Klaren, dass eine Erfahrung auf mich wartete, die mein Leben und Denken und letztlich das von uns allen verändern sollte. Ich bezeichnete mich damals als Psychotherapeuten und schät-

---

8 Hauptvortrag auf dem 2. internationalen Kongress für Brainspotting, Denver, Colorado, Juli 2021.

9 Engl.: *neuroexperiential model.*

ze mal, in weiten Teilen sehe ich mich auch heute noch als einen. An diesem gewichtigen Tag im März 2003 aber begann ein Prozess, der mich auf der neokortikalen wie auch subkortikalen Ebene veränderte. Das gilt für meine Wahrnehmungen, meine Überzeugungen, meine Vorstellungen, meine Sprache und letztlich meine Arbeitsweise. Vor dem Tag, an dem diese Entdeckung stattfand, vor dem entsprechenden Moment, stützte ich mich konzeptionell und sprachlich im Wesentlichen auf Psychologie, Psychotherapie, Psychopathologie, Diagnose und Behandlung. Im Hinblick auf alle besagten Aspekte jedoch spannte mein entdeckungsreicher Tag einen Bogen auf, der von nun an für mich alles in eine neue Richtung lenkte. Es war die Geburtsstunde des neuroexperienziellen Verarbeitungsmodells, das ich hier heute vorstelle.

Vielleicht trifft es das nicht ganz. Vielleicht messe ich meinem Neokortex bei dem Ganzen ja zu viel Bedeutung bei und meinem Subkortex nicht genug. Schließlich lebte und atmete mein Subkortex in seinen eigenen neuroexperienziellen Prozessen, genauso wie schon im Mutterleib, bei der Geburt bis hin zu den hier aufgerollten Momenten meiner Präsentation an dieser Stelle. Und das gilt für den Subkortex aller hier, bei dem neuroexperienziell über das Spüren und Fühlen die Weisheit meiner Worte ankommt, wahrgenommen und verarbeitet wird und so etwas vergegenständlicht wird, was der Subkortex schon weiß. Der Neokortex ist die Instanz, die das beobachtet, bestimmt, feiner herausarbeitet, in eine Kategorie einordnet und zu benennen sucht, was der Subkortex intuitiv bereits weiß oder gewusst hat. Ein weiser Neokortex ist sich darüber im Klaren, dass sich sein Wissen auf die Informationen beschränkt, die er vom Subkortex erhält. Nur Letzterer verfügt über das entsprechende Wissen. Ein vermessener Neokortex glaubt, seine Weisheit hätte er selber gefunden. Da meint der Kasperlhut, der Kopf zu sein, auf dem er sitzt. Ein kluger Neokortex weiß, dass die Informationen, die in sein Gewahrsein dringen, allesamt auf sensorische Wahrnehmungen zurückgehen. Etwas »ist, was es ist«, lange bevor es »ist, was es bedeutet«. Ein selbstverliebter Neokortex glaubt, wahrgenommene Informationen stünden für sich. Mein Subkortex wusste also durchaus schon Bescheid über das auffallende »Zwinkern« des Auges bei der Eiskunstläuferin in Reaktion auf das unaufgearbeitete Trauma. Es war gleichzeitig ein Signal dafür wie auch ein Ausdruck von ihm. An diesem Tag jedoch war mein Neokortex gezwungen, das ausgeprägte »Zwinkern« des Auges bei der

Eiskunstläuferin wahrzunehmen und darauf zu reagieren: durch das Innehalten und die zehn Minuten blitzschneller, lebensverändernder Verarbeitung, die darauf folgten. Mein Neokortex fragte sich noch, ob sich damit wohl eine neue Tür öffne, ob das ein Durchbruch sei, doch mein Subkortex wusste schon, dass es ja so war. Am anderen Morgen erhielt mein Neokortex dann die Bestätigung, als die Schlittschuhläuferin rückmeldete, dass sie den dreifachen Rittberger (eine dreifache Drehung) nun mühelos hinbekommen habe. Mein Subkortex brauchte keine Bestätigung dieser Art. Intuitiv kannte er sich selbst und seine eigenen unzähligen Mechanismen bereits, ebenso wie jene der Eiskunstläuferin. Wenn alle hier bereits Brainspotting Phase 1 abgeschlossen haben, kannte Ihr Subkortex intuitiv schon die Informationen, die Ihr Neokortex in der Weiterbildung erhalten würde. Das Umdenken, das Ihnen hier bevorstand, fand in Ihrem Neokortex statt, nicht im Subkortex. Warum also waren diese neuen Informationen über das Ungewissheitsprinzip, die Rahmungen, Augenpositionen und eine fokussierte Achtsamkeit für Ihren Neokortex so beunruhigend und verwirrend? Vielleicht wegen der ganzen Informationen, mit denen er seit Ihrer Schul- und Studienzeit gefüttert worden war.

Die moderne Psychologie beginnt nach allgemeinem Dafürhalten im späten 19. Jahrhundert mit Wegbereitern wie Sigmund Freud, Pierre Janet, William James und zahllosen anderen. Das 20. Jahrhundert erlebte dann die zunehmende Verbreitung der Psychoanalyse und ihrer Ableger, die Geburt des Behaviorismus und die Entwicklung der klinischen und experimentellen Psychologie. Mit der akademischen Psychologie und der psychologischen Forschung gelangten evidenzgestützte praktische Verfahren in den Vordergrund. Im ausgehenden 20. Jahrhundert gelangte dann auch die Bedeutung von Verarbeitungsprozessen im Körper und im Gehirn in den Fokus sowie deren zentrale Rolle bei unseren Erfahrungen als Menschen, ebenso wie Störungen im Hinblick auf diese Verarbeitungsprozesse. Allerdings kamen diese grundlegenden Aspekte rund um Gehirn und Körper allenfalls in Randgebieten der Psychologie vor. Wir befinden uns nun im 21. Jahrhundert, am Anfang des dritten Jahrzehnts. Wo also stehen wir heute? Ungeachtet der überall erzielten Fortschritte in der Wissenschaft sowie des digitalen Zeitalters und der sozialen Medien sind unsere Universitäten, Forschungslaboratorien, Weiterbildungsprogramme, Approbationsstellen, die Therapieanbieter und die Versicherungsträger, die für die Behandlung aufkommen, oft in den zunehmend überholten Vorstellungen und der Sprache nicht nur des 20., sondern sogar des 19. Jahrhunderts stecken geblieben. Fachkreise in vielen Teilen der Welt orientieren sich am Klassifikationssystem für psychische Störungen, dem *DSM-5* (Diagnostischer und statistischer Leitfaden psychischer Störungen). Lassen wir uns diesen Namen einmal einen Moment lang auf der Zunge zergehen: »diagnostischer ... statistischer ... Leitfaden ... psychischer ... Störungen«. Was bedeuten diese Worte eigentlich? Wie vertragen sich diese Begriffe mit denen, die wir in Verbindung mit Brainspotting benutzen: »Ungewissheitsprinzip«, »Rahmen«, »Einstimmung«, »Präsenz«, »Körperwahrnehmung«, »Neurobiologie«, »relevante Augenpositionen«, »fokussierte Achtsamkeit«, »von der Dysregulation zur Regulation«, »Bindungsstörung«, »Entwicklungstrauma« und »Dissoziation als Mechanismus zur Überlebenssicherung/adaptive Dissoziation«? Das heutige Fachvokabular, in dem sich einschlägige Konzeptionalisierungen in unseren Kreisen niederschlagen, bietet wenig, was wir in Bezug auf Brainspotting sehen, wissen und tun. Und doch machen wir alle, ich selbst inbegriffen, diese überholte und unvereinbare, historisch überlieferte Fachsprache und die entsprechenden Vorstellungen weiterhin explizit und implizit zur Basis unseres Handelns. Wie wird der Begriff »Psychologie« definiert? Der amerikanische Psychologenverband *(American Psychological Association, APA)* postuliert: »Psychologie ist das Studium von Psyche [*mind*] und Verhalten«, was der Definition des Merriam-Webster-Lexikons nahekommt, in dem es heißt, Psychologie befasse sich mit »den psychischen [*mental*] oder verhaltensmäßigen Merkmalen eines Individuums oder einer Gruppe«. Im Merriam Webster findet sich darüber hinaus eine Definition von Psychotherapie als »Behandlung einer psychischen oder emotionalen Störung oder hiermit zusammenhängender körperlicher Leiden mit psychologischen Mitteln«. Den Wörtern *mind* und *mental* mangelt es im Kontext von Brainspotting an Klarheit, Relevanz und Bodenständigkeit. De facto habe ich meine gesamte Laufbahn mit erfolglosen Versuchen zugebracht, nachzuvollziehen, was die rätselhaften Wörter *mind* und *mental* eigentlich bedeuten, oder wenigstens, inwieweit sie relevant sind für das, was ich in Verbindung damit sehe und tue, nämlich Menschen bei ihrer Gesundung begleiten. »Störung« ist ein wertender Begriff, der dem Individuum gesellschaftlich die Schuld an Manifestationen von Traumawunden zuweist, die auf Grausamkeiten zurückgehen, die den Jungen und entsprechend Anfälligen zugefügt werden. »Psyche« bedeutet im Altgriechischen »Atem«, »Geist« oder »Seele«. Doch wo finden sich diese Derivate in den Prüfungen, die Voraussetzung für eine Zulassung als Psychologe oder Psychotherapeut:in sind? Die Antwort ist offensichtlich: nirgendwo. Obwohl ich Brainspotting schon vor 18 Jahren entdeckte und sich die entsprechenden Theorien und praktischen Vorgehensweisen sowie die Sprache von Brainspotting seitdem unter Einbeziehung von Anregungen vieler anderer aus aller Welt zunehmend weiterentwickelt haben, kam ich erst im Laufe des letzten Jahres auf den Begriff »neuroexperienzielles Verarbeitungsmodell« *(neuroexperiential model)* für Brainspotting (und für andere Heilungsansätze, die diese Methode näher ausloten möchten). Der Name als solcher samt dem, was alles in ihm steckt, ergab sich nicht gleich und der Weg dorthin war nicht einfach. Ich war mir nicht einmal ganz im Klaren darüber, dass ich auf der Suche nach ihm war. Vielleicht bin ich ja schlichtweg nicht in der Lage, in gängigen Bahnen zu denken – was ein Gewinn oder ein Mangel sein kann. Oder ich kann mich mehr auf meinen Subkortex verlassen als anscheinend die meisten Menschen. Mein Subkortex wusste, dass man etwas danach benennt, was es ist, nicht, was es war, und auch nicht danach, was andere einem dazu sagen, was es sei. *Man benennt etwas nach dem, was es ist.* Brainspotting gibt dem, was wir tun, einen Namen. Aber aus dem Namen geht nicht hervor, was beim Brainspotting geschieht und bei welchen »Krankheitsbildern« und in welchen Situationen es wirksam ist. Die Worte »Psychologie«, »Psychotherapie«, »Behandlung«, »rationales Denken« *(mental model)* oder »Modell des Geistes/der Psyche« *(model of the mind)* reichen nicht aus. Freuds topografisches (prästrukturelles) Modell des Unbewussten, Vorbewussten und Bewussten kommt dem, was wir tun, schon näher, auch wenn hier der Geist *(mind)* angesprochen wird und Gehirn und Körper vernachlässigt werden. Das neuroexperienzielle Bottom-up-Vorgehen (von unten nach oben) setzt »unten« beim Nervensystem im Körper an, und von dort aus geht es dann »aufwärts« in Richtung bewusstes Wahrnehmen und Sein.

Das Wort »neuroexperienziell« *(neuroexperiential)* kam mir, bevor ich eine Chance hatte, mir Gedanken darüber zu machen – es war im wahrsten Sinne ein subkortikales Geschenk. Ich wusste, dass es stimmig war, hatte aber zunächst keine Ahnung, warum. Also sann ich darüber nach, meditierte und lud meinen Neokortex ein, sich ans Werk zu machen. Immer wieder ging ich die Worte und die Konzepte durch, die mein Neokortex sich einfallen ließ und die ich heute hier präsentiere. »Neuro« meint das Nervensystem, die Neurobiologie, das Gehirn und den Körper, die primär unbewusst sind, für unser Bewusstsein unzugänglich. »*Experiential*«, also »empirisch« oder »erfahrungsbezogen«, deckt das ab, was in unserem bewussten Gewahrsein auftaucht und dort zu Hause ist. Meiner Beobachtung nach basiert es auf Sinneswahrnehmungen: Sehen, Hören, Ertasten, Riechen und Schmecken. Wichtig ist dabei zu beachten, dass das Gehirn den entsprechenden sensorischen Input erhält und eine Simulation davon erzeugt. Was sich also real anfühlt, ist eine in unserem Inneren geschaffene Realität. Hinzu kommt, dass unsere Sinne viel mehr auf unser inneres Umfeld oder unser Spürerleben (unseren *Felt Sense*) ausgerichtet sind, als dass unsere Empfindungen oder Wahrnehmungen der Welt außerhalb von uns gelten, unserem Umfeld. Aus dem Sensorischen, dem Felt Sense heraus, ergießt sich der Strom von Emotionalem und Intuitivem, wobei beides eng miteinander verflochten ist. Das Emotionale meint den Strom unserer flüchtigen Gefühle zu uns selbst und anderen, unserer Vergangenheit, unserer Gegenwart und der Zukunft, die wir uns vorstellen. Emotionen wurzeln meiner Ansicht nach in etwas Uraltem: in Angst und Wut, die aus Flucht und Kampf hervorgegangen sind; in Liebe, die sich aus zentralen Bindungsbeziehungen herleitet, und in Freude, die die Expansionsmöglichkeiten unserer ein bis vier Billiarden synaptischer Verbindungen spiegelt. Das Intuitive ist das, was wir wissen, weil wir es eben einfach wissen. Es geht auf unser instinktives tierisches Erbe zurück – etwas, das uns die Orientierung bietet, die uns hilft, in dynamischen, unberechenbaren Umgebungen zu überleben und zu gedeihen. Das Intuitive scheint ein limbischer Prozess mit einem autonomen Unterbau zu sein, von dem aus der Strom letztlich in Richtung Neokortex weiterführt, aber noch nicht dort angekommen ist. Vielleicht ermöglicht die Verteilung der Neuronen im Körper uns Erkenntnisse zum intuitiven Input: über Wirbelsäule, peripheres Nervensystem, enterisches Nervensystem (»Darmgehirn«), kardiales Nervensystem und vielleicht andere, bislang noch der Entdeckung harrende Körpersysteme. Sie alle ergeben die intuitiven Bauch-, Herz-, energischen, generationalen und scheinbar hellseherischen Manifestationen und Formen des Gewahrwerdens. Dementsprechend ist das Intuitive teils »neuro« und teils »experienziell« – die Zwischenstation, die Freud das Vorbewusste nannte, die Unterwelt der Selbstpräsenz. Während Sensorisches, Emotionales und Intuitives in Richtung eines erweiterten bewussten Gewahrseins aufsteigen, wird irgendwann der Neokortex auf sie aufmerksam. Was ist das? Wo kommt das her? Was bedeutet das? Was sagt mir das über meine Welt und mich selbst? Welche Worte könnten das am besten beschreiben? Und dann schließlich: Was fange ich hiermit an? Im Rahmen dieses präzisen, rezeptiven Verarbeitungsprozesses spielt die neokortikale Ebene eine entscheidende Rolle im Hinblick auf die Entwicklung dessen, was wir erfahren. Im Brainspotting lernen wir, einen Großteil unserer Bemühungen darauf zu richten, den Neokortex zu umgehen, um uns nicht in der Sprache und den Gedanken zu verlieren, die bei der Regulation keine Rolle spielen. Und dennoch hat das Neokortikale im Hinblick auf den Erfahrungsaspekt von Brainspotting eindeutig seinen Platz. Den Klienten gegebene Informationen sollen den Neokortex im Vorfeld *(frontloading)* beim Antizipieren des gekennzeichneten Prozesses unterstützen und hinterher *(backloading)* dabei, ihn Revue passieren zu lassen. Durch die abschließende Frage: »Was nehmen Sie von dieser Sitzung mit?« wird der Neokortex von Klienten zur Reflexion angeleitet und dazu, den Verarbeitungsprozess im Anschluss an die Sitzung weiter im Blick zu behalten.

Kommen wir nun zur »Neuro«-Komponente des neuroexperienziellen Verarbeitungsmodells zurück. Es mag so wirken, als würde der von mir gewählte Begriff den Ansatz konzeptionell einzig und allein über die Mechanismen des Nervensystems von anderen abgrenzen. Das ist nicht meine Absicht. Ich entscheide mich gezielt dafür, »neuro« in einem erweiterten Sinne zu verwenden, um weg von einer allein westlichen Vorstellung von Physiologie zu einem erweiterten, durchlässigen Betrachtungsrahmen zu gelangen, der das gesamte historische und heutige Heilwissen umfasst. Ich werde öfter mit dem Ausspruch zitiert: »Brainspotting ist das, wo Ost und West und West und Ost sich begegnen.« Damit ist gemeint, dass mein Hintergrund als Westler keineswegs ausschließen sollte, dass auch östliche Weisheit, Heilungswissen und Philosophie in Brainspotting einfließen und es mit prägen. Ein Beispiel hierfür steckt in einem weiteren Zitat von mir: »Man muss nicht wissen, was es ist, um zu wissen, dass es ist.« Ich bin zwar nicht sehr versiert in den diversen Ansätzen und Vorgehensweisen der Energieheilung, aber sie decken sich offenbar in hohem Maße mit Brainspotting und passen definitiv zu dem von mir hier dargelegten »Neuro«-Betrachtungsrahmen. Das Gleiche gilt für das Wissen und die Heilpraktiken indigener Kulturen, die historisch betrachtet nicht zufällig auf der ganzen Welt anzutreffen sind. Schließlich stützen sie sich auf die im Laufe der Zeit entwickelten kollektiven intuitiven Erkenntnisse von Millionen Menschen, die jahrhunderte- und jahrtausendelang immer wieder mit anderen geteilt und weiterentwickelt wurden. Dieses indigene Wissen harmoniert perfekt mit der »Neuro«-Seite von Brainspotting: beobachten, mitgehen, warten und sich mitteilen bezogen auf andere, die genauso vorgehen. Brainspotting ist darauf bedacht, offen, neugierig und respektvoll mit den Vorstellungen und dem Vorgehen anderer umzugehen. Hier sind die Mitglieder der Brainspotting-Gemeinschaft gefragt, die sich mit östlicher und indigener Weisheit und Arbeitsweise auskennen, das Ihre zum neuroexperienziellen Verarbeitungsmodell beizutragen und auf ihm aufzubauen. Wir entwickeln uns weiter, indem wir unseren kollektiven Wissensschatz miteinander teilen und damit »dem Stern des Kometen folgen«, wo immer er uns hinführt.

Heißt das, dass unter »neuro« alles durchgeht? Natürlich nicht. Alles wird aus dem übergeordneten Brainspotting-Rahmen (bestehend aus allen ihn ausmachenden Komponenten) heraus aufgenommen, wahrgenommen und eingeordnet. Es sei angemerkt, dass Brainspotting-Fachleute in Trainings und Diskussionsrunden oft fragen: »Wozu dient das Set-up?«, bezogen auf diverse Umstände oder Situationen, wo die passendere Frage eigentlich lauten würde: »Wozu dient der Rahmen?« Das Set-up ist nur dazu da, Schritt für Schritt den Fokus zu entwickeln und im Sinne des Aufbaus des Rahmens zu aktivieren. Tatsache ist, dass der noch unvollständige Rahmen in Klienten schon lange vor dem Zeitpunkt existiert, zu dem sie sich in Therapie begeben. Es ist das Spüren und Fühlen (Felt-Sense-Erleben) von Dysregulation, das zum Ausgangspunkt der Reise des Klienten in Richtung Genesung führt. Irgendetwas stimmt nicht oder fühlt sich nicht richtig an, und der Klient schafft es nicht, zu verstehen, abzuklären oder darauf zu kommen, wie es sich richten oder auflösen ließe. Die Dysregulation muss schmerzhaft, störend und hemmend genug sein und lange genug fortbestehen, damit die Person die mutigen Schritte in Richtung Gesundungsprozess und in diesen hinein unternimmt. Brainspotting steht auf dem Standpunkt, dass das Unvermögen, reflexartig von Dysregulation zu Regulation zu gelangen, in subkortikalen dissoziativen Barrieren zu finden ist, die im Zuge anhaltender Entwicklungstraumen entstanden sind und sich durch wiederholte, akkumulierte Traumen im Erwachsenenalter weiter verfestigen – Retraumatisierungen, die ein Echo der ursprünglichen präverbalen, intrauterinen und generationalen Traumen sind. Brainspotting ist unmittelbar trauma- und dissoziationsinformiert, entsprechend auf die Substrate aller symptom- und verhaltensbezogenen Manifestationen abgestimmt. Das besonders dysregulierte Spüren und Fühlen eines jeden Individuums spiegelt den Rahmen seiner frühesten Entstehung. Er entsteht und entwickelt sich so lange, bis der potenzielle Klient ausruft: »Es reicht; so kann ich nicht mehr leben!« Brainspotting-Therapeuten wissen, dass Klienten ihren ureigenen persönlichen, auf ganz einzigartige Weise ausgebildeten Rahmen mit in ihre erste Sitzung bringen. Während wir die Person begrüßen, während wir ihr offen und gezielt zuhören, während sie uns spontan ihre Geschichte offenbart, wird sie uns sachte, wenngleich noch zaghaft den Rahmen in ihrem Kopf präsentieren, und wir nehmen ihn entgegen. Wir halten diesen Rahmen mit ihr gemeinsam und entwickeln ihn zusammen. Hierdurch schaffen wir mit unserem Gegenüber einen Raum, der es ihm ermöglicht, auf ganz ursprüngliche Weise und rein intuitiv von Dysregulation zu Regulation zu gelangen – nicht linear, sondern über eine ganze Reihe unabsehbarer Spiralen, die ein Spiegel der neuronalen Prozesse des Erkundens und Ausdrückens sind. Es ist durch und durch ein neuroexperienzieller Verarbeitungsprozess.

Was wir Brainspotting-Therapeuten Set-up nennen, beginnt mit einer Einladung an den Klienten: »Woran möchten Sie heute gerne arbeiten?« Dies ist nur ein anderer Weg, zu fragen: »Welchen neuroexperienziellen Rahmen haben Sie heute in die Sitzung mitgebracht?« Andere Verfahren erfordern vielleicht, dass das gewählte Thema in bestimmte Kategorien oder Parameter passt beziehungsweise mit bestimmten Zielen harmoniert. Das würde bedingen, dass Klienten sich in bestimmte, vorab festgelegte Interpretationen einfügen, und spiegelt ein fehlendes Eingehen auf das Gegenüber und mangelnde Offenheit der therapeutisch Tätigen und ihrer Methode. Die neuroexperienzielle Herangehensweise versteht, respektiert und unterstützt die dem Gegenüber innewohnende intuitive Weisheit, die es ihm erlaubt, sein zutiefst persönliches und individuelles Gefühl zu kennen und auf den Punkt zu bringen, das ihn belastet. Das neuroexperienzielle Modell kennt und respektiert zudem die subkortikale, nonverbale und somatische Qualität des Erscheinungsbildes von Klienten. Deshalb erkundigen sich Brainspotting-Behandler nicht sofort ausführlich nach deren Geschichte, nach Details hierzu und den Eindrücken, die dies in ihnen hinterlässt. Wir fragen: »Sind Sie im Hinblick auf dieses Thema aktiviert?« Wir benutzen mit Bedacht die Bezeichnung »Aktivierung«, da wir so ganz frei heraus einen neuroexperienziellen Begriff verwenden können, der ganz neutral einen Aktivierungspegel im Nervensystem wiedergibt und sich dabei bewusst von der Bedeutungsebene und Konnotationen fernhält. Es gibt nicht »zu viel« oder »nicht genug« Aktivierung: Sie ist so, wie sie in der Wahrnehmung und im Erleben unseres Gegenübers sein sollte. Ist die Aktivierung gering und die Person wirkt stabil, können wir Impulse setzen, sich selbst zu aktivieren – eine Art von anfänglichem »Auspressen der Zitrone«. Wie hoch das Niveau der Aktivierung auch sein mag – wir vertrauen ihm, nehmen es, wie es ist, und machen uns daran, die Punktwerte für die Aktivierung auf der SUD-Skala (Abk. für engl. *Subjective Units of Distress Scale*), das Ausmaß des subjektiven Unbehagens, zwischen null und zehn zu bestimmen. Dieser Bewertungsprozess aktiviert numerisch den neokortikalen Aspekt des bewussten Erfahrens. Er trägt keine Bedeutung in sich; die Einstufung erfolgt so ähnlich wie die der Temperatur auf der Skala eines Thermometers. Auch wenn sie subjektiv ist, bietet die SUD-Skala die Möglichkeit einer numerischen Einschätzung, die man zwischendurch immer wieder vornehmen kann oder auf die man am Ende der Sitzung noch einmal zurückzukommen vermag. Sollten die SUD-Werte während des Prozesses ansteigen, ist das kein Hinweis auf ein Problem, sondern dies hilft, dissoziative Schranken aufzuspüren, die unverarbeitete Traumen schützen, und ermöglicht, sich an diese heranzutasten. Eine solche Erhöhung der SUD-Werte zeigt im Grunde, dass der Prozess funktioniert, indem er sich seinen Weg in das Trauma bahnt, das tief im Subkortex vergraben ist.

Im Anschluss an die Beurteilung nach der SUD-Skala fragen wir: »Wo spüren Sie jetzt die Aktivierung in Ihrem Körper?« Das ist eine rein neuroexperienzielle Frage ohne jeden psychologischen Aspekt beziehungsweise eine Frage, hinter der keine bestimmte Absicht steckt. Man kann es damit vergleichen, dass der Arzt sich erkundigt: »Wo haben Sie Schmerzen?« Wir akzeptieren, was auch immer die Person darauf antwortet, da sie ihr eigenes System am besten kennt, und zwar in- und auswendig. Während Klienten die Aktivierung in ihrem Körper beobachten, reagiert ihr visuelles System gleichzeitig mit Augenreflexen, visueller Orientierung und spontanem Fixieren bestimmter Blickrichtungen. Diese Augenphänomene registrierten wir beim Brainspotting blitzschnell und greifen sie auf, sei es mit oder ohne Zeigegerät. Was wir damit gewinnen, das ist ein subkortikaler Zugang bis hinunter zur Mittelhirnebene der visuellen Schicht der *Colliculi superiores:* Es wird sozusagen die richtige »Akte« gefunden und durch Aufrechterhalten des Fixierens offen gehalten – ein unglaublich ausgeprägter »Neuro«-Verarbeitungsprozess innerhalb des neuroexperienziellen Modells, der den Rahmen für eine wirkungsmächtige, fokussierte, achtsamkeitsbasierte Heilungsreise bietet.

Auch wenn Brainspotting-Therapeuten entweder das »äußere Fenster«, das »innere Fenster« oder Gazespotting als Zugang wählen, bleiben alle drei weiterhin verfügbar und wir können bei allen Klienten auf diese drei zurückgreifen. Offen ist an diesem Punkt noch, ob diese drei Zugänge Ausdruck eigenständiger oder sich überschneidender neurookularer Systeme sind bzw. auf eigenständige oder sich überschneidende neurookulare Systeme zugreifen. Das äußere Fenster erschließt vielleicht den tiefsten Zugang zum aktivierten Nervensystem, da die Reflexe im Bereich der Augen, des Gesichts und des Körpers sich beinahe völlig dem bewussten Gewahrsein entziehen. Diese Reflexe gehen vom Stammhirn sowie dem Rückenmark aus und sind daher rein neurologischer Natur und ohne psychologische Bedeutung, Deutung und Diskurs. Befragt man Klienten am Ende eines Verarbeitungsprozesses zu einem äußeren Fenster, kommt häufig: »Ich habe keine Ahnung, warum Sie dort gestoppt haben, aber es fühlte sich richtig an« – in der Tat eine neuroexperienzielle Beobachtung.

Das »innere Fenster« wurde so genannt, da Klienten in diesem Fall aus ihrem inneren Erleben heraus den Punkt wählen, wo sie die höchste Aktivierung beobachten (oder im Fall des Ressourcenmodells die stärkste Erdung). Trotz ihrer bewussten Mitwirkung kann es gut sein, dass Klienten dabei sich in ihrem Inneren entladende Reflexe mitbekommen, die für den Therapeuten nicht beobachtbar sind. Die verstärkte Atmung und Durchblutung, die Anspannung der Muskulatur, die Intensivierung des Schmerzes sind allesamt reflexartige Ausdrucksformen, die wie beim äußeren Fenster dem Stammhirn und dem Rückenmark entstammen. Darin, dass Klienten sich dieser Reflexe jedoch stärker gewahr sind, zeigt sich, dass zur »Neuro«-Ebene hier auch die experienzielle, die Erfahrungsebene hinzukommt, während die aus den tiefen Regionen des Soma aufsteigenden und auftauchenden Empfindungen aufgenommen und beobachtet werden. Das innere Fenster manifestiert den Orientierungsreflex, der uns wachsam im Hinblick auf potenzielle Gefahr werden lässt wie auch bezogen auf Möglichkeiten des Genährtwerdens und sozialen Kontakts.

Das innere Fenster ist dementsprechend ein hochgradig somatischer Prozess, bei dem sich nicht nur die Augen nach links, rechts, oben und unten orientieren, sondern sich auch Kopf, Hals, Rumpf und der ganze Körper mitdrehen und die Position verändern. Das Gazespotting, bei dem der Klient die Führung übernimmt und der Therapeut beobachtet und folgt, macht sich die sakkadischen Blicksprünge von Klienten und deren Muster zunutze, das gelegentliche Vorbeihuschen oder Flattern, das längere oder kürzere Verweilen an bestimmten Punkten. Dieses Phänomen erweckt den Anschein, als würde die Person innerlich auf bestimmte Informationen zugreifen, indem sie den Blick spontan auf spezielle Positionen in der Außenwelt gerichtet hält. Wenn sie einen Punkt ansieht, sich mit den Augen und vielleicht dem Körper zu ihm hin orientiert, ist klar, dass hier etwas Bedeutungsvolles und Dynamisches vonstattengeht. Und dennoch ist es so natürlich und allgegenwärtig, dass wir dazu neigen, es bei uns selbst und anderen gar nicht wahrzunehmen. Vielleicht ist das ja der Punkt, durch den Gazespotting am meisten von sich überzeugt. Ähnlich wie das äußere Fenster (und im Gegensatz zum inneren Fenster) spielt sich Gazespotting jenseits des Bewusstseins von Klienten ab, was es mehr »neuro« als »experienziell« macht – natürlich nur, bis wir die Person daraufhinweisen. Der strategische und achtsame Rückgriff auf drei klar voneinander abgrenzbare okulare Phänomene macht Brainspotting im Vergleich zu anderen Heilungsansätzen – einschließlich der vielen Verfahren, die auf der somatischen Ebene oder beim Gehirn ansetzen – zu etwas Einzigartigem. Diese Strategie des Beobachtens der Augen und der Herstellung von Schnittstellen ermöglicht einen tiefen, direkten, fokussierten Zugang zu subkortikalen und somatischen Prozessen und liefert ein unverwechselbares, wirkungsvolles Beispiel für das neuroexperienzielle Modell von Brainspotting.

Die Nutzung von Augenpositionen und des Rahmens verhält sich kohärent zur heisenbergschen Unschärferelation [*Uncertainty Principal*], dem Unterbau von Brainspotting, und erstreckt sich über die ein bis vier Billiarden synaptischen Verbindungen hinaus. Im Brainspotting sagen wir: »Angesichts der Unschärferelation haben wir nichts als den Rahmen.« Die Unschärferelation (im Brainspotting auch Ungewissheitsprinzip genannt) verfolgt die unendliche, sich dem Wissen entziehende Natur der makroskopischen Universen bis hinunter zu den Mysterien der winzigen und doch unendlichen mikroskopischen Universen. Darin spiegelt sich, dass alles in uns, bis hinab zur subatomaren Ebene, was durch unsichtbare Kräfte zusammengehalten wird, wie auch alles außerhalb von uns, beides unendlich komplex und dynamisch und über das für uns Vorstellbare hinausgehend, sich im Grunde genommen unserem Wissen entzieht und von uns nur unscharf wahrgenommen werden kann. Sollte dies Anklänge an Spirituelles aufweisen, dann deshalb, weil es spirituell *ist*. Es ist ein offenes Geheimnis, dass es Wissenschaftler gibt, die tiefreligiös sind, und dass Quantenphysik und Spiritualität zunehmend einen Reigen miteinander tanzen. Heißt das, dass das Spirituelle in dem von mir nahegelegten erweiterten Betrachtungsrahmen von »Neuro« mit enthalten ist? Ich überlasse es jedem und jeder Einzelnen, über diese Frage nachzusinnen und sie hoffentlich tief auf sich wirken zu lassen. Vor Tausenden von Jahren entwickelten Menschen über die ganze Welt verstreut ihre eigenen Vorstellungen von einer höheren Macht und religiösen Ritualen, obwohl sie nie miteinander kommunizierten und einer nichts von der Existenz des anderen wusste. »Man muss nicht wissen, was es ist, um zu wissen, *dass* es ist«.[10]

Der »doppelte Rahmen« *(dual attunement frame)*, die zweifache Einstimmung auf den Klienten, auf der Brainspotting aufbaut, nimmt die Beziehung als Halt und fokussiert und vertieft sie unter Rückgriff auf den direkten Zugang der Augen zum Subkortex und Rückenmark.

Beziehungen sind ursprünglich und archaisch, haben sie sich doch aus dem sozialen Miteinander von Primaten und Subprimaten entwickelt. Dementsprechend sind Beziehungen somatischer Natur und werden größtenteils jenseits unserer bewussten Wahrnehmung erfahren. Die Beziehung, die als etwas betrachtet wird, das von Psyche zu Psyche stattfindet, lässt sich vielleicht genauer als etwas fassen, das von Subkortex zu Subkortex und von Soma zu Soma abläuft. Selbst die Laute, Töne und Kadenzen verbaler Kommunikation sind primär subkortikale Formen des Ausdrucks, aus denen der Neokortex Worte und Sätze formt. Der Leitsatz von Brainspotting: »Wohin du schaust, beeinflusst, wie du dich fühlst«, prägt die »Neuro«-Komponente von »neuroexperienziell«. Die Netzhaut, bestehend aus 100 Millionen Neuronen, stellt eine Erweiterung des Gehirns dar, das im Embryonalstadium aus Nervengewebe entsteht. Es überrascht nicht, dass

10 Hervorh.: M. B.

die Reflexe, die sich in den Augen ausdrücken, sowie das visuelle Orientierungssystem zeigen, wie unmittelbar von dort aus auf subkortikale Prozesse zugegriffen werden kann und sich diese anstoßen lassen. Dementsprechend ist der doppelte Rahmen, der von Klient und Therapeut gleichzeitig Gestalt bekommt und aufrechterhalten wird, sowohl bezogen auf den »Neuro«- als auch den Erfahrungsaspekt des neuroexperienziellen Verarbeitungsmodells eine zentrale Idee.

Der Rahmen, Schritt für Schritt in akribischer Kleinarbeit mit dem Klienten aufgebaut, schafft einerseits einen Raum, fokussiert und intensiviert andererseits die systemische Aktivierung im Innern des Klienten. Dieser verstärkte Zustand mündet in einen Verarbeitungsprozess, der im Brainspotting »fokussierte Achtsamkeit« *(focused mindfulness)* genannt wird. Es handelt sich um ein Portal und gleichzeitig einen Prozess, bei dem subkortikale Prozesse unter der unterstützten, offenen, neugierigen Beobachtung des Klienten fluktuieren und strömen. Angesichts der Komplexität der mit Traumen zusammenhängenden dissoziativen Netzwerke kann die dynamische Veränderung der Verarbeitung rasant oder minimal voranschreiten. In beiden Fällen wird sie vom Klienten über Minuten oder auch Stunden, Monate, Jahre beobachtet und erfahren. Es ist so, als würde der Neokortex die rätselhaften subkortikalen Vorgänge in Echtzeit beobachten – ein wahrer Ausdruck von vertikaler Integration. Diese fokussierte Achtsamkeit ist der Punkt, an dem die zutiefst unbewussten neuronalen Prozesse sich in ein bewusstes, neokortikales Gewahrsein umwandeln: der Erfahrungsteil von »neuroexperienziell«. Dieses Erwachen kann über die sensorischen Kanäle, körperlichen Empfindungen, Erinnerungen, Emotionen, Erkenntnisse, Verbindungen oder Wahrnehmungen und über Dinge, die sich lösen, in Erscheinung treten. Alle Systeme sind gleichzeitig in Aktion, vollkommen organisch und frei von jeglichen Kunstgriffen. Brainspotting-Therapeut:innen versuchen, »den Schweif des Kometen zu fassen zu bekommen« und ihm auf der Spur zu bleiben – was im Kontext dieses kosmischen Phänomens nicht zufällig eine astronomische Metapher ist. Die Therapeut:innen, die sich elegant in das Ungewissheitsprinzip fügen, sind sich darüber im Klaren, dass sie nicht wirklich wissen können, was für ein Prozess da abläuft oder wohin er mündet. Ihr gesamtes Wissen, ihre Weisheit, Erfahrung und Intuition werden sachte beiseitegeschoben, damit sie eine Chance haben, beherzt auf der Spur zu bleiben, auf der es für den Klienten weitergeht. Sofern Klienten nicht gerade massiv destabilisiert sind und eine erdende Unterstützung brauchen, untergraben die meisten therapeutischen Interventionen jenseits von Brainspotting im Grunde den subkortikalen Entwicklungsweg des Klienten, indem sie ihn in Richtung Neokortex ablenken.

Entweder an günstigen Knotenpunkten oder wenn wir im Begriff sind, uns einem Ergebnis anzunähern, leiten wir Klienten an, »noch einmal zum Anfang zurückzukehren« und erneut zu versuchen, die anfängliche Ursache der Aktivierung wiederzubeleben. Es ist ein zutiefst neurologischer Prozess, bei dem die Person versucht, die ursprünglichen neuronalen Netze zu reaktivieren, die nun durch die länger aufrecht erhaltene fokussierte Achtsamkeit, vom Rahmen induziert, umgewandelt worden sind. Auch da ist ein zutiefst erfahrungsbezogener, experienzieller Prozess am Werk, bei dem der bewusste Anteil des Klienten, der Neokortex, die sensorischen, affektiven und somatischen Veränderungen beobachtet.

Die Positionierung auf der SUD-Skala, subjektiv in ihrer namentlichen Benennung, stützt sich auf mathematische Fähigkeiten von Klienten. Es verdient Beachtung, dass wir Klienten selten fragen, was die Veränderung für sie bedeutet, da es beim Brainspotting um Fühlen und Sein geht, nicht um Interpretation. Es ist durchaus nicht ungewöhnlich, dass die Rückkehr zum Anfang eine Antwort ergibt wie: »Etwas hat sich verändert, aber ich kann es nicht in Worte fassen.« Auch das ist eine neokortikale Beobachtung, die der Tatsache Rechnung trägt, dass eine heilende Veränderung undefinierbar und unbeschreibbar sein kann.

Man könnte jetzt fragen: »Wie verträgt sich das neuroexperienzielle Verarbeitungsmodell mit der Forschung?« Ich könnte antworten: »Wie verträgt sich das neuroexperienzielle Verarbeitungsmodell mit der Wissenschaft?« Die Psychologie hat gegenüber Physik, Chemie und Mathematik immer darum gerungen, sich als exakte Wissenschaft zu etablieren. Es mag überraschen, dass es Eiferer gibt, die nicht einmal die Biologie als exakte Wissenschaft durchgehen lassen. Untersuchungen, bei denen Hypothesen in Bezug auf eine einzelne Variable überprüft werden, bilden das Rückgrat dessen, was in der Psychologie als evidenzgestützte Praxis ausgewiesen wurde. Die Suche nach Validität auf dem Niveau von 0,05 oder sogar 0,01 ist ein recht beschränkter Blickwinkel, um die Aktivität innerhalb der ein bis vier Billiarden synaptischer Verbindungen zu betrachten. Je tiefer wir in das neuroexperienzielle Verarbeitungsmodell eintauchen, desto weniger erinnert es an Psychologie und desto mehr wirkt es wie ein weniger westlich geprägter Ansatz, das Selbst wahrzunehmen über den Körper, seine Systeme und ein fließendes, dynamisches Gewahrsein seiner selbst.

Basierend auf Ungewissheit, Präsenz, Feinabstimmung, Beobachtung, Verbindung, Bewegung und unvermeidlicher Veränderung, lässt sich die neuroexperienzielle Ebene durch diverse Brillen betrachten. Wir sollten die Forschung auf der Grundlage der Überprüfung von Hypothesen nicht scheuen, sollten uns davon aber nicht einschränken lassen.

Die neuroexperienzielle Ebene lässt sich auch aus der Warte der Biologie, Neuroanatomie, Neuro-Ophthalmologie, der explorativen Forschung, der Neurowissenschaft des Bewusstseins, der östlichen Medizin und Praxis sowie aus dem Blickwinkel des Forschungsparadigmas indigener Kulturen untersuchen. Der neuroexperienzielle Rahmen ist expansiv, umfassend, dynamisch, einbeziehend, durchlässig, nie statisch, sich stets weiterentwickelnd.

Schlussendlich präsentiert das neuroexperienzielle Verarbeitungsmodell kohärente Konzeptualisierungen und eine reflektierende Sprache für das, was wir als »Halten und Beobachten des Rahmens« bezeichnen. Es beinhaltet keine Ablehnung aktueller und historischer psychologischer und psychotherapeutischer Modelle zur Theorie und Praxis, sondern baut auf diesen auf und erweitert sie, geht über sie hinaus. Das neuroexperienzielle Verarbeitungsmodell präsentiert einen achtsamen, expansiven, inklusiven, dynamischen, sich weiterentwickelnden, durchlässigen Rahmen, der versucht, sich auf das einzustellen, was die Heilung Suchenden brauchen, die es zu uns hinzieht. In »Neuro« spiegelt sich ein offenes, suchendes, organisches, kultursensibles und respektvolles Modell des Nervensystems, das in jedes Körpersystem integriert ist. »Neuro« würdigt die unendlich komplexe, stets dynamische, von Energie durchdrungene und von Energie angetriebene Natur des Menschen. »Experienziell« spiegelt unser intuitives Gewahrsein der neuronalen Kräfte, die uns antreiben, leiten und prägen. Hierin kommt die Einheit unseres bewussten Gewahrseins, unseres inneren und äußeren Umfelds und deren ständiges Wechselspiel zum Ausdruck. »Neuroexperienziell« ist, wer wir sind, was wir sind, wo wir waren und wohin wir gehen.

Vielleicht ist aufgefallen, dass ich nicht direkt etwas zu meinem gewählten Titel *Brainspotting als neuroexperienzielles Verarbeitungsmodell für Gesundung und Expansion* gesagt habe. Genauer gesagt, das

»Neuroexperienzielle« *ist*[11] eher Verarbeitung als nur Modell, ständig im Fluss, dynamisch und stets in Entwicklung. Der griechische Philosoph Heraklit sagte: »Niemand steigt zweimal in denselben Fluss«, denn es handelt sich nicht mehr um denselben Fluss und er ist nicht mehr derselbe Mensch. Wir befinden uns ständig in einem Prozess, ob innerhalb des Brainspotting- oder des kosmischen Betrachtungsrahmens. Ein Verarbeitungsmodell ist eine Momentaufnahme, eine kompakte Zusammenstellung, die versucht, das in Bewegung befindliche Narrativ des menschlichen Daseins zu erfassen. Diese Einschränkung trifft auf jeden Fall auf das neuroexperienzielle Verarbeitungsmodell zu, ebenso wie auf alle anderen Modelle. Und warum habe ich »Gesundung und Expansion« in meinen Titel mit aufgenommen? Das Universum dehnt sich unaufhaltsam immer weiter aus, während wir uns in unserem eigenen inneren Universum befinden. Gesundung ist dementsprechend immer ein Expansionsprozess. Der Brainspotting-Rahmen, vorgegeben von unseren Klienten und mit ihnen gemeinsam gehalten, bietet den Fokus, birgt in sich diese expansive, neuroexperienzielle Gesundung und treibt sie voran. Der Zielort ist immer unbekannt, da es keinen Zielort gibt. Gesundung ist ein Prozess, und zwar ein mit Expansion verbundener.

Was ich heute vorgestellt habe, versteht sich als Einladung, Entsprechendes zu empfangen und zu verarbeiten und dann selbst dazu beizutragen. Das neuroexperienzielle Modell ist ein provisorisches, flexibles Grundgerüst, auf dem innerhalb und außerhalb von Brainspotting-Kreisen weiter aufgebaut werden kann. Da es organisch und multisystemisch ist und sich stets weiterentwickelt, wird es nie ein leicht zu untersuchendes und ein für alle Mal feststehendes Modell sein. Es stützt sich auf die klinischen Wissenschaften – auf das, was wir alle kollektiv über die menschlichen Systeme gelernt haben und was die Wissenschaften in Ost und West uns über das uns bekannte Leben vermittelt haben. Diese Präsentation versteht sich als Untermauerung der einzelnen Workshops im Rahmen der Tagung in den kommenden drei Tagen. Schriftlich liegt sie allen schon vor, von daher kann sie gerne vorab durchgegangen werden und bietet sich für Reflexion und Diskussionen an. Ich danke allen für ihre Zeit, Anwesenheit und Aufmerksamkeit.

---

11 Hervorh. i. O.

Verbreiten der Brainspotting-Samen

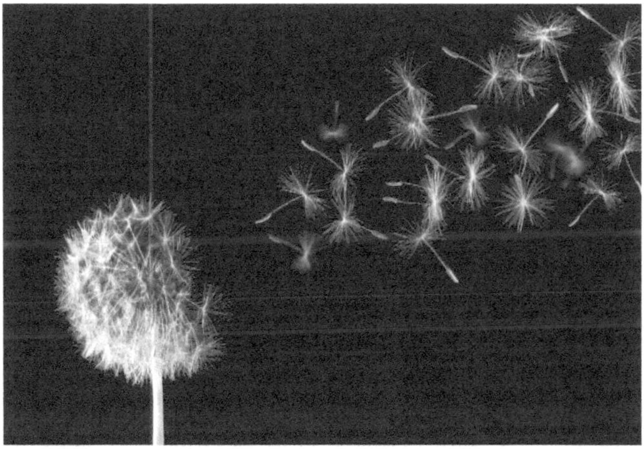

Liebe Leserinnen und Leser, ich hoffe, dass ich mit den vielfältigen Fallgeschichten und meiner eigenen Begeisterung auch einen Samen für Ihre Begeisterung für Brainspotting legen konnte. Wenn Sie Brainspotting anwenden werden, bin ich sicher, dass Sie von Ihren Klient:innen viel mehr lernen werden, als ich in dieses Buch packen konnte. Bei jeglicher Arbeit mit Brainspotting werden Sie sicherlich eine »Schatztruhe« mit weiterbringenden Erfahrungen füllen können. Es spielt dabei keine Rolle, ob Sie in stürmischen Zeiten Erste Hilfe leisten oder ob Sie da sind, wenn der Sturm vorbei ist. In die Welt des Gegenübers einzutauchen, da zu sein und Brainspotting in Ihrer Rolle als Fachkraft zu leben, ist das, was Patient:innen lieben und was sie nutzen, um Selbstheilungskräfte zu entwickeln. Sie selbst oder Ihr mutiges »inneres Kind« zu sein und die Möglichkeit des Brainspottens zu genießen, ist ein wunderbarer Weg, die Brainspotting-Samen zu streuen und auch selbst eine Ernte einfahren zu können.

Danke für Ihre Bereitschaft und Offenheit! Ich wünsche Ihnen viel Freude bei der Arbeit mit dieser wunderbaren Methode, denn eines haben Sie sicher verstanden: Traumaarbeit kann wirklich Freude bereiten!

Wie und wo kann man Brainspotting lernen?

Brainspotting wird weltweit an vielen Orten als Brainspotting-Grundausbildung angeboten. Aktuelle Informationen zu Schulungen weltweit sowie zum Zertifizierungsprozess finden Sie auf der internationalen Webseite: www.brainspotting.com. Informationen zu meinen deutschsprachigen Aus- und Fortbildungen finden Sie auf www.brainspottingaustria.com.

Nach Abschluss der Grundausbildung gibt es die Möglichkeit für Fortgeschrittenen-Seminare und Spezialschulungen, die von Dr. Grand anerkannt sind. Ich lege Ihnen auch als Ergänzung zu den Trainings das Buch von David Grand (2013) über Brainspotting ans Herz. Eine individuelle Beratung durch einen von Brainspotting Trainings, LLC zugelassenen Brainspotting-Experten ist ebenso empfehlenswert.

Danksagung

Mein größter und innigster Dank gilt all jenen (jungen) Klient:innen, die ihr Herz voll Vertrauen geöffnet und es durch das gemeinsame »Hinschauen« geschafft haben, ihre Selbstheilungskräfte zu entwickeln, zu stärken oder sogar zu potenzieren. Sie haben mich von Fall zu Fall aufs Neue »berührt« und gezeigt, wie effektiv die beschriebene Methode wirken kann.

Unabhängig davon, ob in Wien in meiner Praxis, in den Sozialprojekten in Paraguay oder wie unlängst mit Kindern aus Kriegsgebieten: Jede:r Einzelne hat dazu beigetragen, dass dieses Buch entstanden ist und Samen einer heilsamen Methode einen guten Boden finden.

Als Wegbegleiter:innen könnte ich an dieser Stelle so vielen für mich wichtigen Personen danken. Sie alle vertrauten und vertrauen in meine Tätigkeit, und das stärkt.

Im Zusammenhang mit Brainspotting erwähne ich Dr. Martha Jacobi, die wie eingangs beschrieben im richtigen Moment ihre fachlichen Türen geöffnet hat und bis heute als Wegbegleiterin und persönliche Freundin eine wichtige Rolle in meinem Leben spielt. Die Gespräche mit ihr waren es, die viele Grundpfeiler in der Brainspotting-Arbeit mit jungen Menschen legten.

Dr. David Grand, der mich in meiner ersten Ausbildung auf die Frage, ob man Brainspotting mit Kindern und Jugendlichen anwenden könne, darum bat, es zu versuchen und ihn dann davon wissen zu lassen, vertraute mir damit von Anfang an. Dies ließ mich in meiner Tätigkeit wachsen und war ein Motivator, dieses Buch zu verfassen. David Grand hat durch die Entdeckung von Brainspotting einen Meilenstein in der Entwicklung der psychotherapeutischen Berufe gelegt und sich all den damit einhergehenden Herausforderungen gestellt – dabei ist er menschlich geblieben und lebt so die menschliche Beziehung als Grundpfeiler für die Traumaarbeit.

Ich bedanke mich bei den vielen unterstützenden Kolleg:innen, die mir bei der Übersetzung und Neugestaltung des ursprünglichen englischsprachigen Werkes »unter die Hand« gegriffen haben: Julia Heiligenbrunner, Barbara Bauer, Sabine Ebersberger, Veronika Licher, um nur einige zu nennen, und schließlich die Mitarbeiter:innen des Carl-Auer Verlages. Sie alle haben mich in unzähligen Gesprächen unterstützt, meine vielen Gedanken so niederzuschreiben, dass sie für Sie, die Leser:innen, begreifbar werden.

Nicht zuletzt gab es so viele Menschen, die mir Materialien zur Verfügung gestellt oder Ideen für die Brainspotting-Arbeit geliefert haben. Stellvertretend für sie alle erwähne ich Ulla Hasen, die Künstlerin der Welle auf dem Titelblatt. Ihre Bilder haben schon häufig einen Weg in die Sozialprojektarbeit gefunden – und so manche:r konnte seine Belastung mit den Wellen wegschwimmen lassen oder auf der Welle in eine kraftvolle Zukunft surfen, wie ich es mir auch für die Brainspotting-Methode wünsche.

Abbildungsverzeichnis

Literatur

Anderegg, J. (n.d.): Effective treatments for generalized anxiety disorder. Alicante (Institute Anderegg).

Baumann, M. (2020): Brainspotting with children and adolescents. An attuned treatment approach for effective brain-body healing. Vienna (o. V.).

Baumann, M. u. M. S. Jacobi (2017): Brainspotting mit Kindern und Jugendlichen. *TRAUMA-Themenheft. Zeitschrift für Psychotraumatologie und ihre Anwendungen* 3: 70–81.

Baumann, M. a. M. S. Jacobi (2018): Brainspotting with children and adolescents. In: G. Wolfrum (Hrsg.): The power of Brainspotting. München (Asanger), S. 155–169.

Baumann, M. a. M. S. Jacobi (2019): Brainspotting with kids and adolescents. Manual for training. PowerPoint presentation from a three-day »Brainspotting for kids and adolescents« training.

Baumann, M., M. Sulek a. M. Tomek (2020a): Telehealth treatments with kids and adolescents during COVID-19 times. Verfügbar unter: https://youtu.be/a3syJDcBLYo [17.1.2023].

Baumann, M., M. Sulek u. M. Tomek (2020b): Telemedizinische Brainspotting-Behandlung mit Kindern und Jugendlichen in Zeiten von Covid-19. Verfügbar unter: https://youtu.be/vsQyWCL7B3Q.

Chapman, L. (2014): Neurobiologically informed trauma therapy with children and adolescents: Understanding mechanisms of change. New York (Norton).

Corrigan, F. a. D. Grand (2013): Brainspotting: recruiting the midbrain for accessing and healing sensorimotor memories of traumatic activation. *Medical Hypotheses* 89: 759–766.

Corrigan, F., D. Grand a. R. Raju (2015): Brainspotting: Sustained attention, spinothalamatic tracts, thalamocortical processing and the healing of adaptive orientation truncated by traumatic experience. *Medical Hypotheses* 84: 384–394.

D'Antoni, F. (2021): Brainspotting reduces disturbance and increases heart rate variability linked to distressing memories: A pilot study. *Mediterranean Journal of Clinical Psychology* 9 (3): 1–24.

Ende, M. (2015): Jim Knopf und Lukas der Lokomotivführer. Stuttgart (Thienemann).

Gendlin, E. (1976): Focusing. Chicago (Northwestern University Press).

Grand, D. (2009a): Brainspotting phase one training manual. New York (Grand).

Grand, D. (2009b): Brainspotting phase two training manual. New York (Grand).

Grand, D. (2011): Brainspotting. Ein neues duales Regulationsmodell für den psychotherapeutischen Prozess. Übers.: O. Schubbe. *Trauma & Gewalt* 3: 276–285.

Grand, D. (2013): Brainspotting: The revolutionary new therapy for rapid and effective change. New York (Sound True).

Grand, D. u. A. Goldberg (2011): This is your brain on sports: Beating blocks, slumps and performance anxiety for good. New York (Dog Ear Publishing).

Grimm, J. u. W. Grimm (1812): Kinder- und Hausmärchen Bd. 1. Große Ausgabe. Berlin (Realschulbuchhandlung).

Grixti, M. (2016): Brainspotting with young people: An adventure into the mind. La Vergne, Tennessee (Lightning Source Inc.).

Harvard Medical School (2011): Understanding the stress response. Chronic activation of this survival mechanism impairs health. *Harvard Mental Health Letter* 27 (9): 4–5.

Hensch, T. K. a. P. M. Bilimoria (2012): Re-opening windows: Manipulating critical periods for brain development. Verfügbar unter: https://www.ncbi.nlm.nih.gov/pmc/articles/PMC3574806/ [15.1.2023].

Hildebrand, A., D. Grand a. M. Stemmler (2015): Zur Wirksamkeit von Brainspotting – Ein neues Therapieverfahren zur Behandlung von Posttraumatischen Belastungsstörungen [engl.: The efficacy of Brainspotting – a new therapy approach for the treatment of Posttraumatic Stress Disorder]. *Trauma – Zeitschrift für Psychotraumatologie und ihre Anwendungen* 13: 84–92.

Hildebrand, A., D. Grand a. M. Stemmler (2017): A preliminary study of the efficacy of Brainspotting: A new approach for the treatment of Posttraumatic Stress Disorder. *Mediterranean Journal of Clinical Psychology* 5: 1–17.

Jacobi, M. S. (2020): Brainspotting: la direction de votre regard influence la façon dont vous vous sentez. In: J. Smith (ed.): Psychothérapie de la dissociation et du trauma. Dunod (Malakoff Cedex).

Kolk, B. van der (2015): Verkörperter Schrecken: Traumaspuren in Gehirn, Geist und Körper und wie man sie heilen kann. Lichtenau (Probst).

Levine, K. (2007): Trauma through a child's eyes. Berkley, California (North Atlantic).

Newtown-Sandy Hook Community Foundation (2016): Report of findings from the community survey. Newtown, Sandy Hook, Connecticut (School Support Fund Distribution Committee).

Palsimon Jr., T. O. (2022): The preliminary efficacy and clinical applicability of Brainspotting among Filipino women with severe posttraumatic stress disorder. *Archives of Psychiatry and Psychotherapy* 1: 54–64.

Porges, S. W. (2017): The pocket guide to the Polyvagal Theory: The transformative power of feeling safe. New York (Norton).

Porges, S. W. (2021a): Polyvagal safety: Attachment, communication and self-regulation. New York (Norton).

Porges, S. W. (2021b): Die Polyvagal-Theorie und die Suche nach Sicherheit: Traumabehandlung, soziales Engagement und Bindung. Lichtenau (Probst).

Porges, S. W. a. D. Dana (2018): Clinical applications of the polyvagal theory: The emergence of polyvagal-informed therapies. New York (Norton).

Randolph, B. (2020): 4 types of music used in therapy. Verfügbar unter: https://brooke-randolph.com/blog/4_types_of_music_used_in_therapy/ [15.1.2023].

Schiffer, F. (1999): Of two minds. A new approach for better understanding your emotional life. London (Simon & Schuster).

Schwartz, H. (2018): Systemische Therapie mit der inneren Familie. Stuttgart (Klett-Cotta).

Shonkoff, J. W. (2019): The toxic stress of early childhood adversity: Rethinking health and education policy. Verfügbar unter: https://developingchild.harvard.edu/resources/the-toxic-stress-of-early-childhood-adversity-rethinking-health-and-education-policy/ [15.1.2023].

Siegel, D. J. (2010): Mindsight: The new science of personal transformation. New York (Bantam).

Siegel, D. J. a. T. P. Bryson (2012): The whole-brain child: 12 revolutionary strategies to nurture your child's developing mind. New York (Bantam).

Sulek, M. (2020): Brainspotting – auch eine Behandlungsmethode für Kinder und Jugendliche. *Psychologie in Österreich. Themenschwerpunkt Familienpsychologie und Störungen* 2: 145–150.

Talbot, J., S. de la Salle a. N. Jaworska (2022): A paradigm shift in trauma treatment: Converging evidence for a novel adaptation of Eye Movement Desensitization and Reprocessing (EMDR). *The Canadian Journal of Psychiatry*: 1–3.

Thun, S. v. (1998): Miteinander Reden. Hamburg (Rowohlt).

Watkins, J. G. u. H. H. Watkins (2003): Ego-States – Theorie und Therapie: Ein Handbuch. Heidelberg (Carl-Auer), 4. Aufl. 2019.

Wolfrum, G. u. M. Baumann (2017): Praktisches Vorgehen beim Brainspotting: drei Fallbeispiele. *TRAUMA-Themenheft. Zeitschrift für Psychotraumatologie und ihre Anwendungen* 3: 18–31.

Wolpe, J. (1969): The practice of behaviour therapy. New York (Pergamon).

Über die Autorin

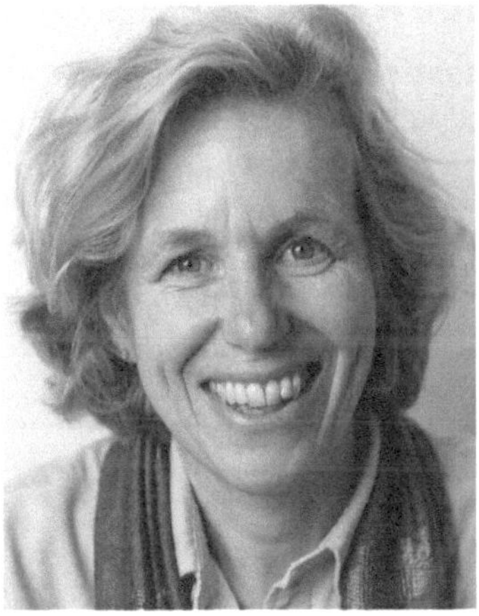

Monika Baumann ist Klinische und Gesundheitspsychologin sowie systemische Familientherapeutin. Als Senior Brainspotting-Trainerin ist sie Vertragspartnerin von Brainspotting Trainings, LLC, der von David Grand gegründeten internationalen Brainspotting-Gesellschaft. Zusammen mit Dr. Martha S. Jacobi aus New York, entwickelte sie das Brainspotting-Training »Brainspotting für Kinder und Jugendliche«. Es wurde von Brainspotting Trainings, LLC. als Spezialausbildung genehmigt, und weitere gemeinsame Schulungen werden unterstützt. Monika Baumann entwickelte das ursprüngliche Ausbildungskonzept weiter zu einer dreitägigen Schulung und bietet diese weltweit an.

Monika Baumann verbringt regelmäßig Zeit in Paraguay und bietet dort in einer kleinen Landschule sowie bei Sozialprojekten Brainspotting und die notwendige therapeutische Hilfe an. Zudem ist sie in einem internationalen Projekt zur Hilfe betroffener Menschen aus dem Ukrainekrieg (Brainspotting HELP) involviert.

Kontakt: *www.brainspottingaustria.com*, *www.brainspotting-kids.com*, *www.brainspottinghelp.com*